現役長寿医に学ぶ

極上の老い方

80歳以上医師7人の
健やかの秘訣を探る

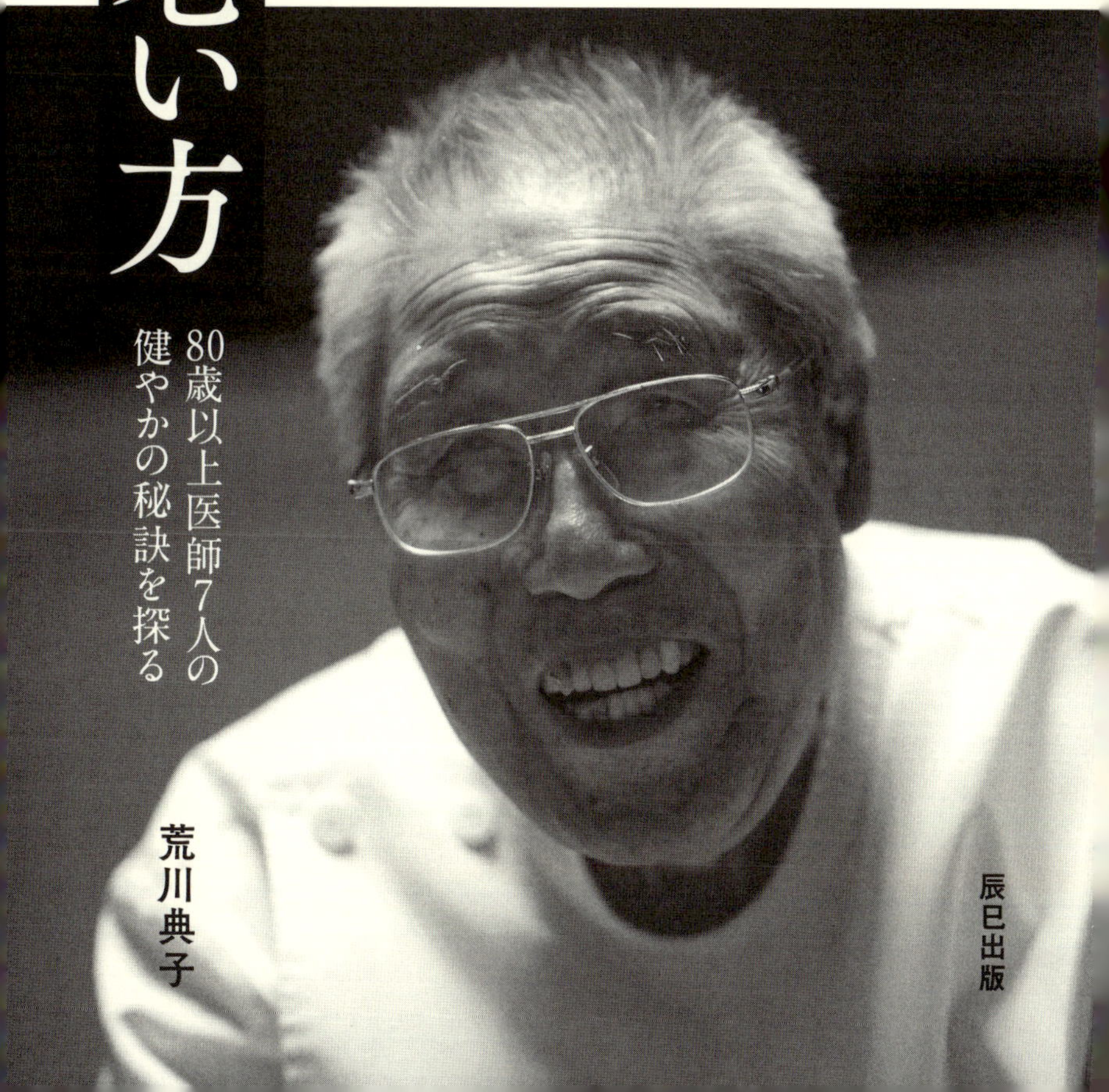

荒川典子

辰巳出版

はじめに

現役でいる長寿は、素敵！極上の老い方をしている

仕事運や金運や恋愛運など、いろいろな吉運がありますが、私は一番、人の運に恵まれていると感じて生きてきました。

家族、友人、仕事関係者、取材でお会いする人など、いつも〝心の優れた人〟に出会うのです。仕事や取材で出会って、そのままプライベートでもお付き合いが続いている方たちも少なくありません。

みなさん、もちろん〝心の優れた人〟。やさしいのはもちろん、楽しい時を過ごし、おごらず、人を妬まないので、一緒にいて安らかな気持ちにしてくれます。だから、また会いたくなってしまうのです。

出会う人の年齢はさまざまで、それこそ子供から大人、高齢者と呼ばれる年齢の方も結構います。まさしく老若男女の関係なしです。

同年代の横の関係で仲よくなるのは簡単な事ですが、年齢に関係ない縦の繋がりの仲間がいる事は、私の人生を豊かにしてくれます。縦と横の関係があればあるほど、人生の織りなし方は、幾重にも楽しめるのではと思っています。

私のまわりの高齢者たちは、実にアクティブに日々を過ごし、刺激を与えてくれます。年寄りや老人などとは呼べない、いろいろな情報をもっている大切な友人です。世の中的には後期高齢者と呼ばれる方たちと旅に出たり、お芝居やコンサート、食事やカラオケにも行きます。最新の情報だけでなく、戦争や高度成長期など経験してきた人生の話もしてくれるので、私はそっと自分の心の引き出しに大切にしまいます。

それらが私の知識となり、「もの知りですね」「古い事をよくご存じで」などと言われるとき、「みなさんのお陰です」と感謝しています。取材に役立つ事も多く、スムーズに仕事を進められるのです。

そんな私の愛する人生の先輩であり、友人でもある素敵な方たちが、またヒントを与えてくれました。彼ら彼女たち生き方は、まさに幸福感がいっぱいで、歳をとるのも悪くないなあと思わせてくれます。

幸福に過ごすために一番大切な事は、健康です。私は2001年に『百歳の食卓』という本を上梓し、11人の百歳の方を取材しました。当時、今ほど人数は多くありませんが、それでも1万3千人くらいの方は白寿を超える方がいました。

とはいえ元気ではあるものの、社会の一線から退いて触れ合うのは家族だけという方も多く、家族の手助けが必要な方がほとんどでした。その後、取材を重ねていくと、年々、社会的にも高齢者をフォローする体制が整い、自立している方たちがどんどん増えていることがわかりました。高齢者の若返りを感じずにいられません。これも健康があっての事です。

そんな中で私たちが身体を委ねる健康のプロ、お医者様たちはどんな風に、歳を重ねているのか気になり出しました。調べみると、80歳、90歳の現役のお医者様が結構いて、今度も増え続ける傾向にあります。
そこで今回は毎日診察を行うお医者さまにお会いし、仕事を続け、プライベートも楽しむ、元気の秘密を探ってみようと考えました。医者の仕事は長時間いすに座って診察し、時には病院内を巡回したりと、忙しいだけでなく、過酷でもあります。そして患者さんの苦しみも受け止めるので、心身ともに疲れることは間違いありません。

ところが今回出会った7人のお医者様たちは、フルタイムの勤務をものともせず、大いに食べて笑って明日に備え、生涯現役でいる事を当たり前としている。そこには極上に老いているからこそ、輝いている姿がありました。
現役で老いることこそ、極上であり、高齢化社会でも若い年代とともに生きることになるのです。

心の優れた人に憧れる　荒川典子

1章 働く長寿のすごい元気力

2章 現役長寿医7人の養生ライフ

3章 絶対にまねしたい！長寿医の養生習慣

デザイン　河南祐介　塚本望来(ファンタグラフ)
撮影　池田大輔(原寛先生)
小田佳生(井上清美先生、富田精一郎先生)
加来和博(秋武邦子先生)
原幹和(五味茂喜先生)
安田裕(藤巻幹夫先生、吉松俊一先生)
編集協力　山崎千枝
進行　小泉宏美(辰巳出版)

1章 働く長寿のすごい元気力

絶対に近い将来やって来る、『超高齢化社会』。
いきいきと楽しく暮らすためには、社会の一員であること。
そのためには、健康な心と体が大切です。

悠々自適派と生涯現役派。社会と関われればどちらもいい！

日本の会社では、まだ多くの会社が60歳定年で、その後定年延長で65歳までは働けるシステムがほとんどです。厚生労働省では60歳からが高齢者となりますが、その後は悠悠自適に暮らすか、生涯現役で働くかに分かれます。

私も遠からずその年齢に達しますが、今の60歳はじつに若く、到底、高齢者とは言えません。きれいで素敵で活動的な70歳、80歳もどんなに多い事か。これが女優、スポーツ選手など特別な人ではなく、一般の高齢者で当たり前になっているのです。

私の身内に、100歳目前の伯母がいます。彼女は東京の住宅街に住み、専業主婦として一生を送ってきましたが、じつに友人が多く、今でも外食や習い事に忙しい。

歳をとるごとに若い友人が増え続け、「老いてなお楽しい日々よ！」と豪語します。

彼女に限らず、伯母のまわりには、70歳以上でも外に積極的に出て、誰かと時間を共有する人たちがとても多いのです。

また私がお世話になったかつての上司も、彼ももう80歳代。面倒見がよく、人望が厚かった彼のもとには、何かあれば人が集まります。かつては上司でしたが、時が経って、人間同士の心と心のつき合いになり、ただ彼が大好きだから集まるのです。

定年後はボランティアで山岳ガイドをしたり、趣味の絵画やそば打ちなどをして、常に外に出て、社会の一員であり続けているので、いつもいきいきとしています。

悠々自適生活を送るにはそれなりの蓄えも必要ですが、それ以前にいかに社会と関わり続け、多くの人と触れ合うかなのだと、彼らを見ているとつくづく感じます。

一方で、生涯仕事を持つことを生きがいとして、現役を貫く人も多くいます。そういう人たちは寝たきりなったり、認知症などを発症しない限りは仕事を続けたいと言います。会社のトップや店の経営者など、責任ある立場にある医師など特殊な免許を持っていたり、技術を極めた職人などに現役派は多いように思います。

実際に2019年（令和1年）の総務省の発表では、総人口1億2614万人のうち、65歳以上が3577万5千人で、前年に比べて約36万人も増加。64歳以下が約66万人減っているのに、高齢者だけは増えているのです。

これが1947年〜49年（昭和22年〜24年）生まれの「団塊の世代」が75歳の後期高齢者を迎える2025年以降には、65歳以上の割合は総人口の3割を占め、その内80歳以上が1割となる超高齢社会になるのです。

当然年金だけでは暮らしていけませんから、高齢者になっても働く必要が出てきます。総務省によると労働力調査65歳以上の高齢就業者は増えていて、2018年の時点では65〜69歳の46・6％、70〜74歳で30・2％、75歳以上で9.8％と、高齢者の862万人、約24％が仕事に就いています。

仕事をもつことも、悠悠自適に生きることも、生きがいや社会参加に通じるので、若々しくいられることにつながります。

60歳以上の健康といきがい

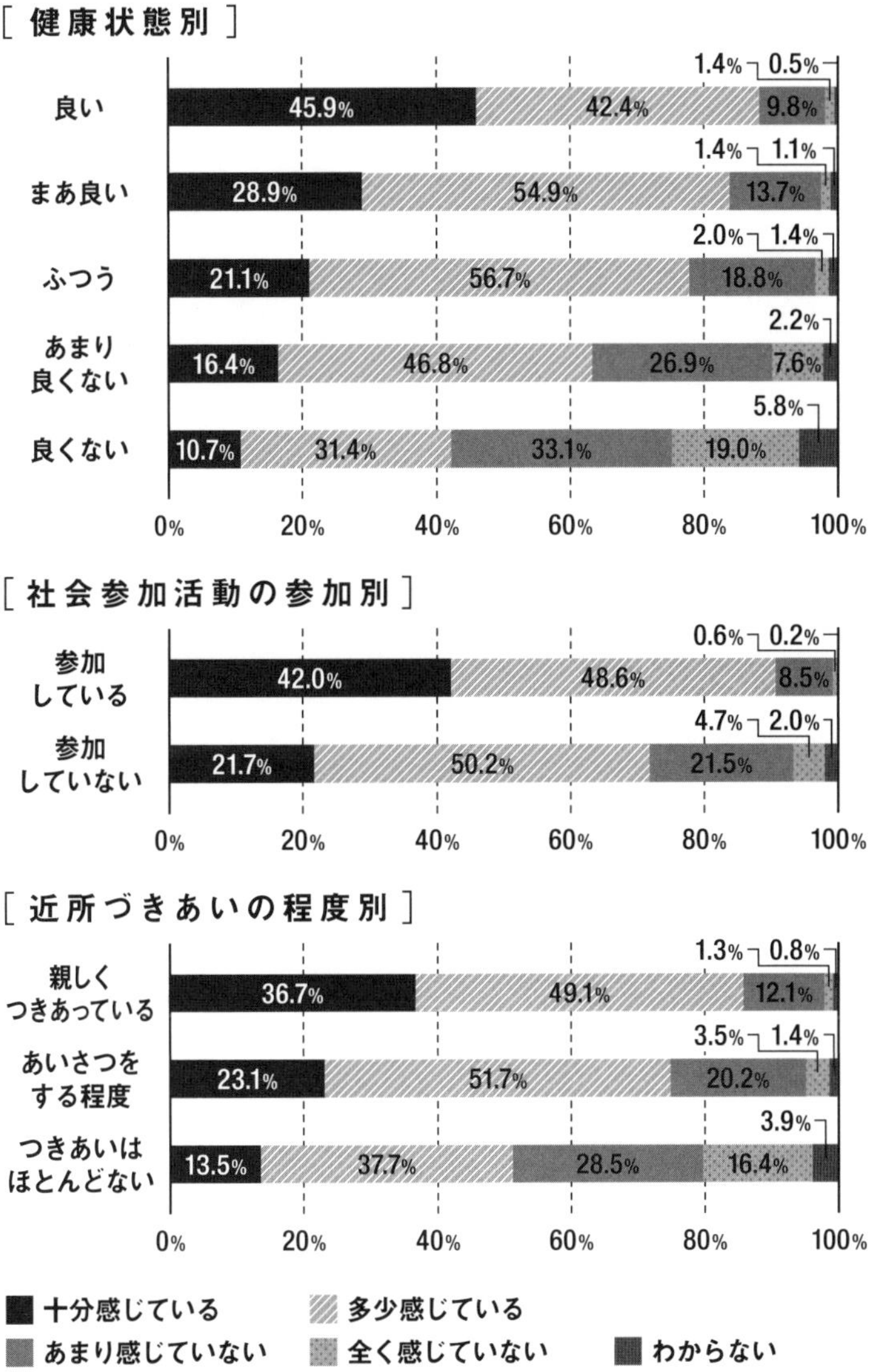

（健康長寿と老若男女の能力発揮　2014年内閣府資料より）

人を癒す医師たちは、生涯現役派が多い

医療の世界でも、ご多分にもれず高齢化は進んでいます。確かに大きな総合病院や大学病院でも、小さなクリニックや診療所でも、診察室に入ると高齢のお医者様がいすに座っている場面が多くなっている気がします。

かつては男社会だった医師の世界にも、戦後女性の医師が多く誕生しました。その女性医師も歳を重ねて高齢になり、男性ばかりか女性の高齢者のお医者様も増えています。長寿年齢は女性のほうが高いので、ますますこの傾向は増加しそうです。

実際に2000年（平成12年）くらいから高齢化になりつつあり、高齢の65歳以上の医師は約4万1000人でした。それが2016年（平成28年）年には約

4万8500人に増えています。

さらに病院だけに絞ると、高齢の医師は2000年には9067人でしたが、2016年には1万5811人に。また診療所の高齢医師は2000年の3万1721人が、2016年には3万2624人に増えています。

医療格差、地域格差という言葉が言われるようになって久しいですが、地方に行くほど医師の高齢化は進んでいます。地方によっては診療所の医師の4割が65歳以上という報告もあります。それだけ医師も高齢化しているのです。しかし高齢のお医者さまの力がなければ、地域医療は成り立たないという現実があります。

日本では1985年から20年くらい、医学部定員を減らしてきました。でも一人前の医師になるには、どんなにスムーズに行ったとしても医学部合格から卒業、研修医などの期間を考えると、平均で10年程度かかります。この医師の定員を抑えたことが医師不足、後継者不在の事態を招いてもいるのです。

当然その穴埋めは、現役の医師たちの肩にのしかかってきます。そうなると少しでも長く、医師を勤める必然性が出てきます。

とはいえ、この事態を患者側は歓迎してもいるのです。自分の体の事、または家族や暮らしぶりまで知っていて、長年診てくれているお医者様こそ、信頼すべき存在。実際にいつもお世話になっていたホームドクター的な存在が廃業や亡くなってしまい、〝お医者様〟難民になっている人は意外に多いのです。

次にまた同じようなお医者さまを探すのは大変で、医者と患者の関係上に、歳を重ねるほど相性まで求めているようです。

医師のほうでも、期待されれば応えたいという気持ちは大きくなります。そうなると「続けられる限りは続けたい」という思いが強くなり、医師の高齢化を加速させるのだと思います。

人間は頼りにされることが自信につながり、脳も心も若々しくいられるといいます。

これらが活力であふれていれば、体も元気になります。患者を治す医師が患者さんから元気にしてもらう。なかなか素敵な関係だと思います。

そして現役で活躍する医師が増えれば、高齢にとって働くお手本にもなります。その姿は「あの先生が元気だから、自分もがんばって生きよう。働こう」という、高齢者たちの起爆剤になりそうです。

本書では、高齢の医師たちの中でも80歳以上の医師を、『長寿医』と呼んでいます。

65歳以上の医師の総数と推移

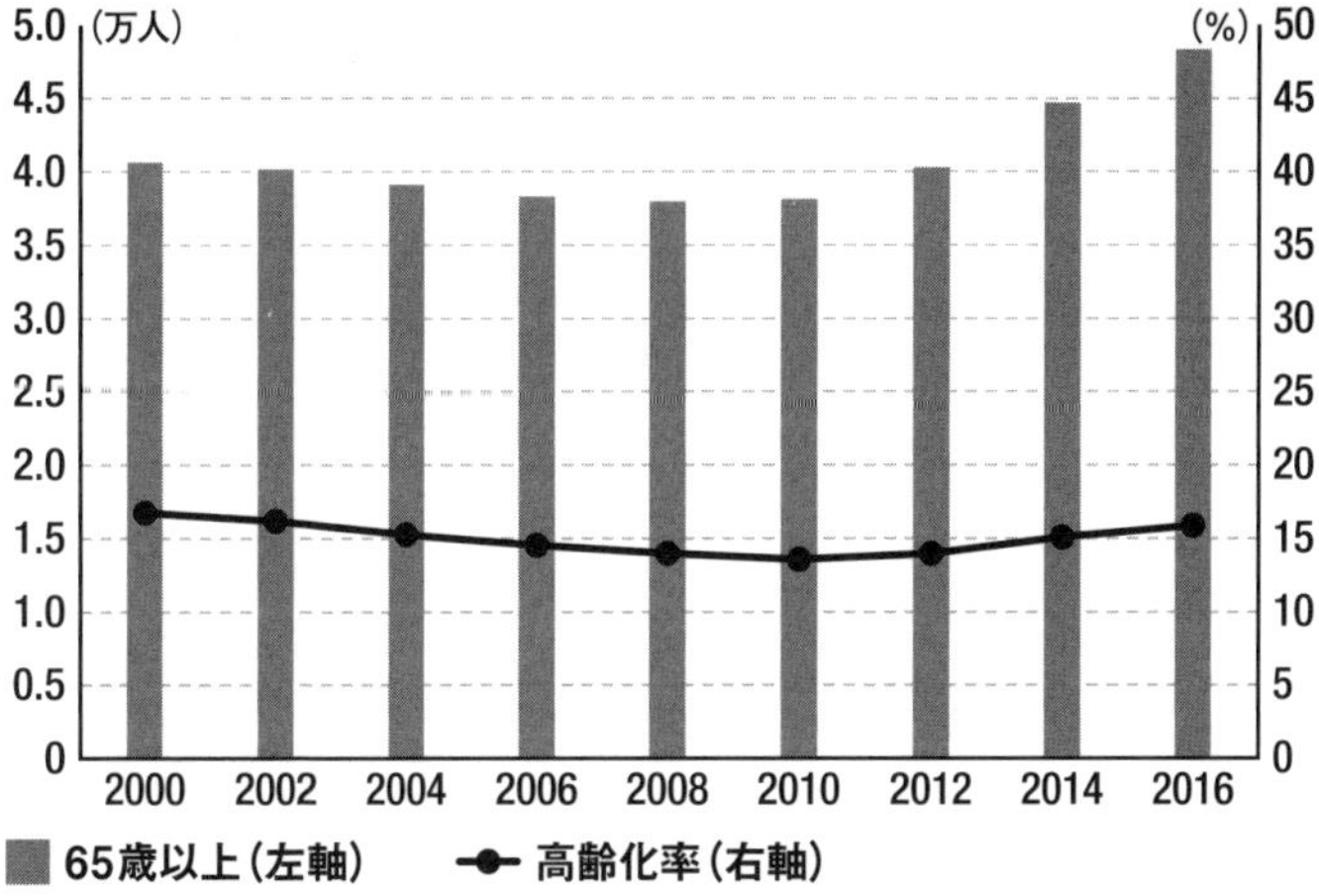

※「医師・歯科医師・薬剤師調査」2014年内厚生労働省三師調査参照

長寿医師診療が当たり前の時代がやって来る！

現在、医療現場でも診療所の医師の年齢がとくに高く、平均年齢は59・6歳だそうです。2016年に発表された厚生労働省の調査によると、医療施設に従事する医師数の平均年齢は49・6歳だそうですから、10歳くらいの差があるわけです。同じ調査で全国の65歳以上の医師3万2624人いて、その中の7149人が80歳以上だそうです。医師の高齢化はますます進み、医師が現役でいる期間は一層長くなるでしょう。

今回はそんな80歳以上の現役長寿医7人を取材しました。みなさんに共通しているのが、パワフルでよく動き、大いに笑い、そしてたっぷりと食べ、よく眠って元気であるということでした。
そのために筋力を落とさない工夫をされたり、現役であり続けるための努力をしています。そしてこれもまた、長寿医の健康維持に役立っているのです。

長寿医たちは、患者さんに心配事があれば耳を傾け、食生活の状況を聞いて細かく指導もします。体だけでなく、人生の大切なアドバイザーでもあるのです。

長寿医のみなさんは〝心が優れたお医者様〟。１００歳の長寿医診療が、もうすぐ実現しそうです。

将来的な医師の年齢推移予測

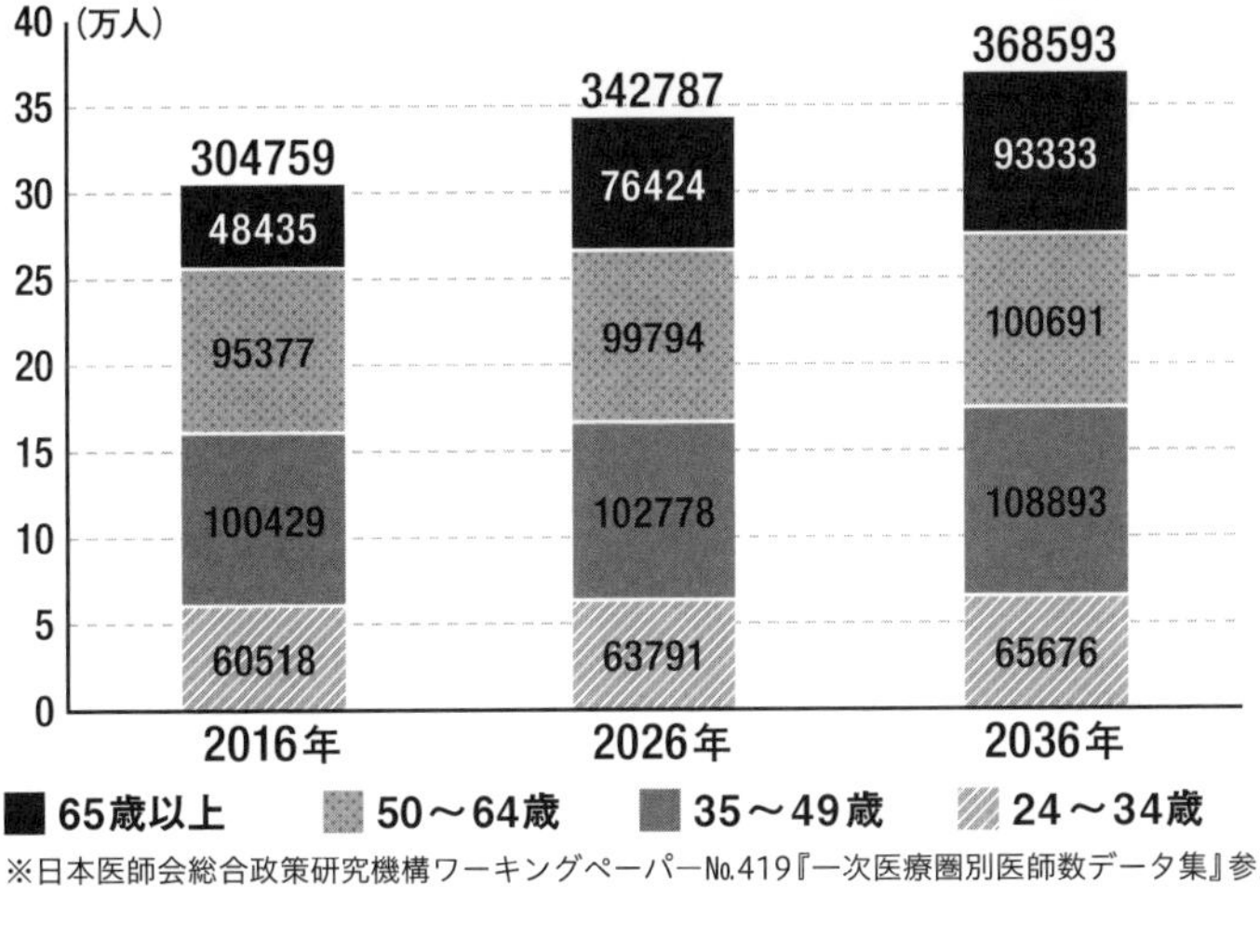

※日本医師会総合政策研究機構ワーキングペーパーNo.419『一次医療圏別医師数データ集』参照

長寿医たちが求められるわけ

地域に関わらず、経験が豊富そうな高齢のお医者様に診てもらいたいという声を多く聞きます

昔から診てもらっている

長年のつき合いで、病歴から、今の体の状態まで知っているので、とても安心して、どんな病気でもまず訪ねる。

何でも話せる

体の気になるところばかりか、悩みの相談まで、ついしてしまう。的確なアドバイスがもらえて、ありがたい。

家族で通っている

子供の頃から通っていて、ホームドクター的な存在。小児科から内科、簡単な外科の治療までしてもらえる。

触診、脈診など安らぎの診療

パソコンばかり見ていて、目も合わせないお医者様が増えているが、手で触れてもらうと安心できる。

経験値が豊富で頼れる

データや資料に頼るのではなく、多くの患者さんを診てきた実績は、何よりの信頼に値する。

2章

現役長寿医7人の養生ライフ

現役のまま老いることが、これからの高齢化社会の最大のテーマ。

そこで健康維持のプロであり、高齢でもある7人のお医者さんの生活を探ってみました。まねしたくなる長生きのヒントがいっぱいです!

本日も診察中！

お元気長寿医たち

ご覧ください。明るくいきいきとした笑顔を。
全員80〜90歳代の現役の医師で、
毎日、患者さんを診察し、時には往診もこなします。
今も頼りにされる存在です。

P28〜47

「往診もこなす活動派」

藤《ふじ》巻《まき》幹《みき》夫《お》先生

1927年（昭和2年）10月生まれ 92歳

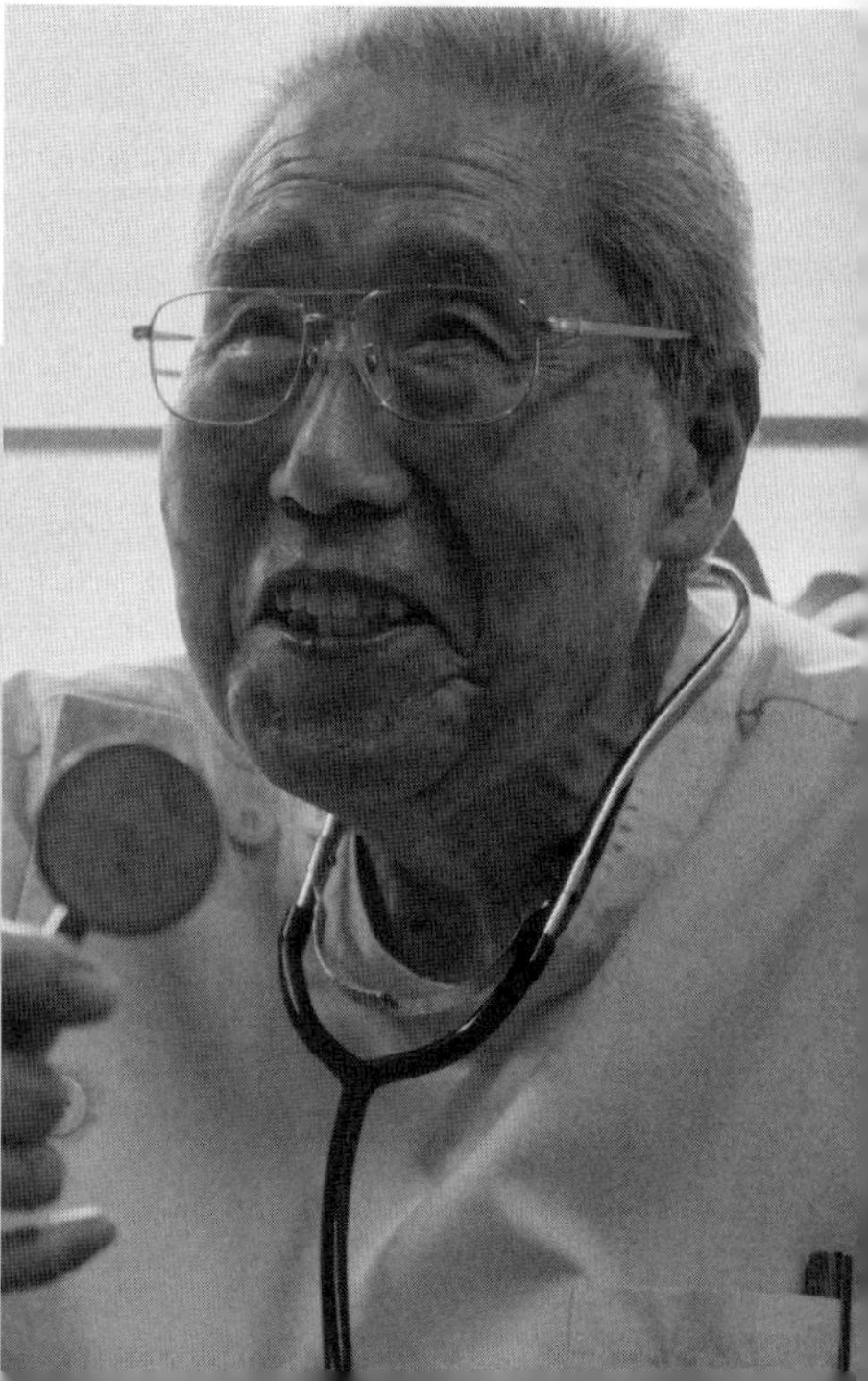

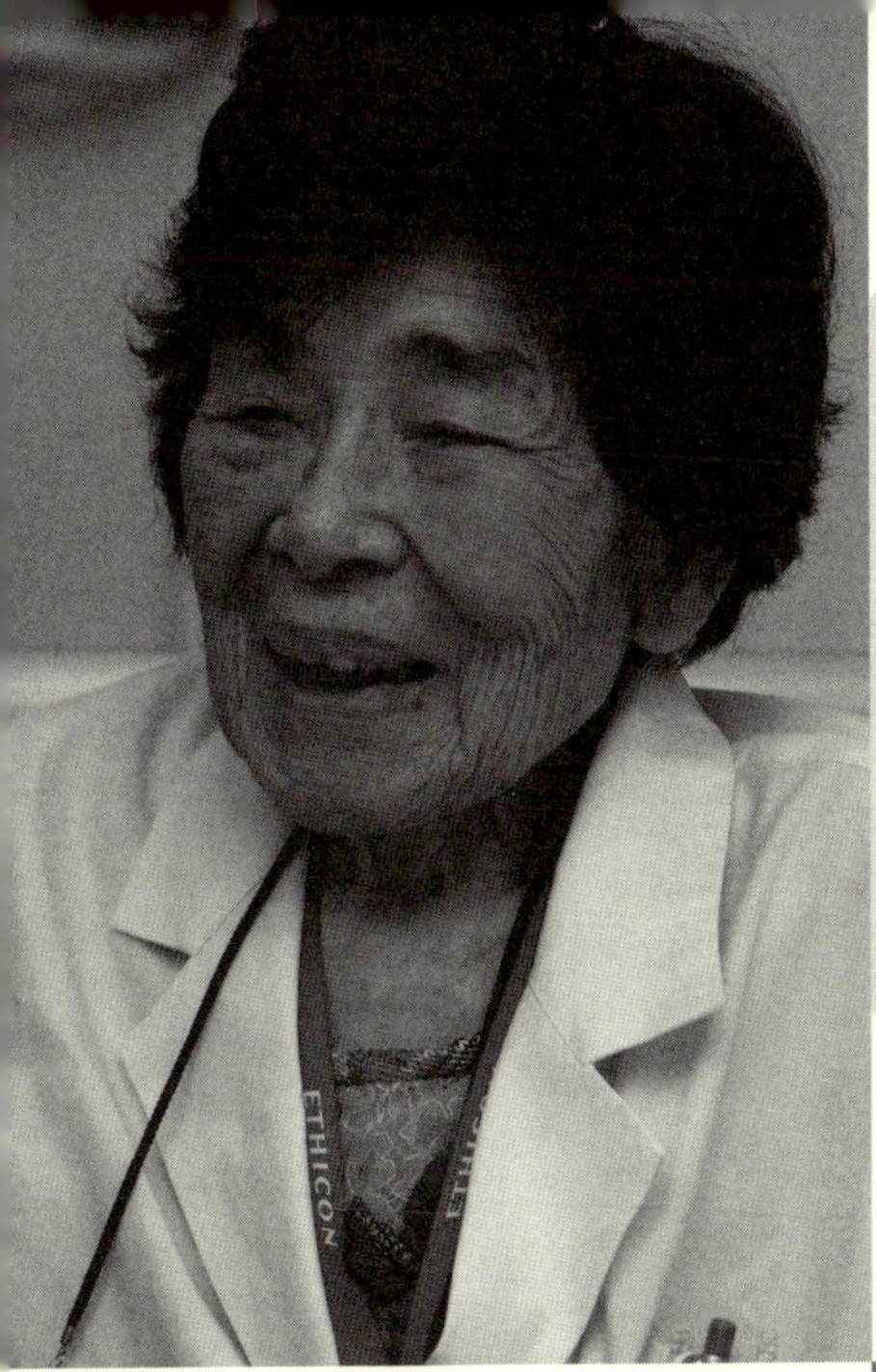

P48～67

「センス抜群おしゃれ医師」

井上《いのうえ》清美《きよみ》先生

1928年（昭和3年）5月生まれ　91歳

P68～87

「笑福いっぱいの医療を」

富田《とみた》精一郎《せいいちろう》先生

1933年（昭和8年）8月生まれ　86歳

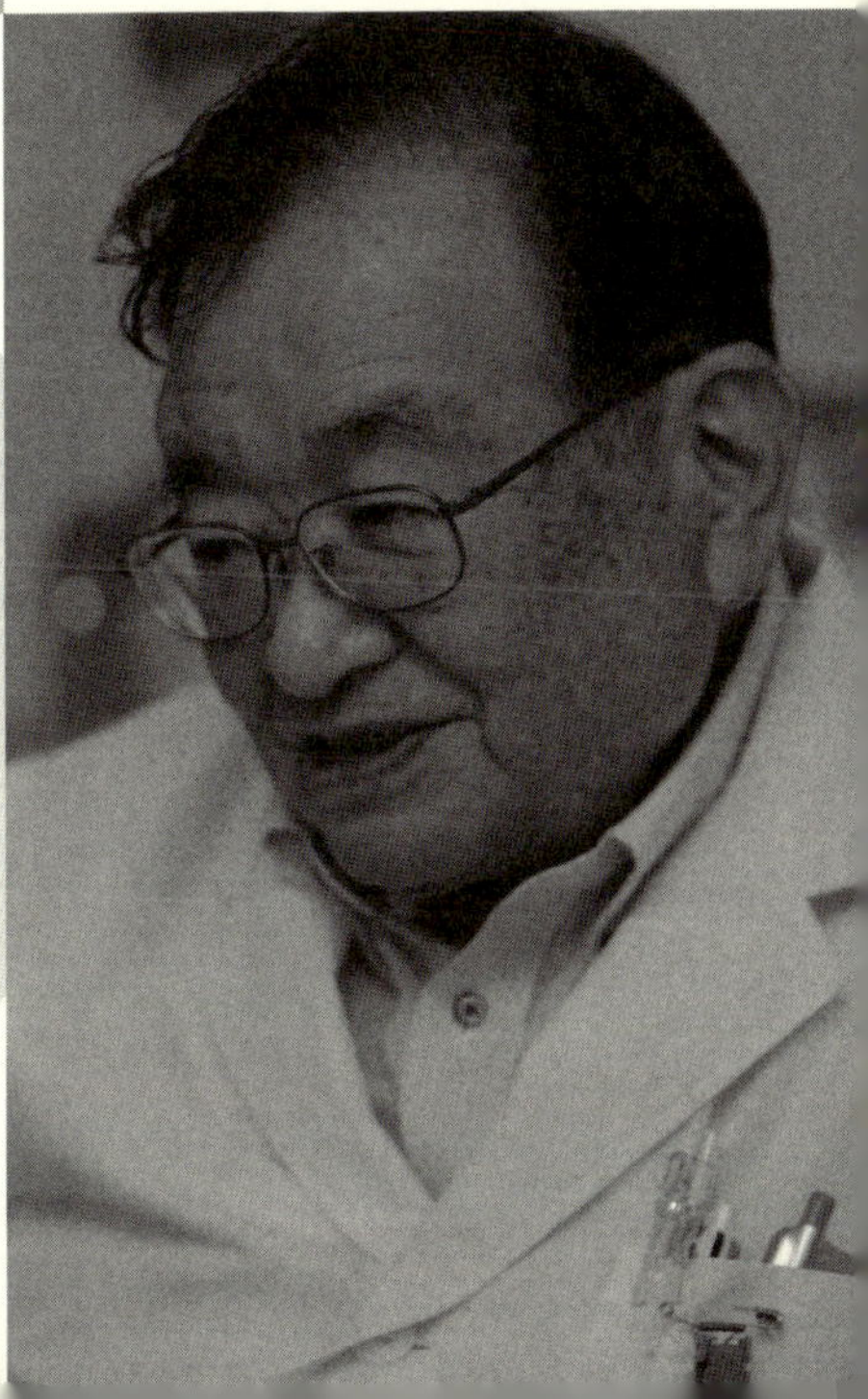

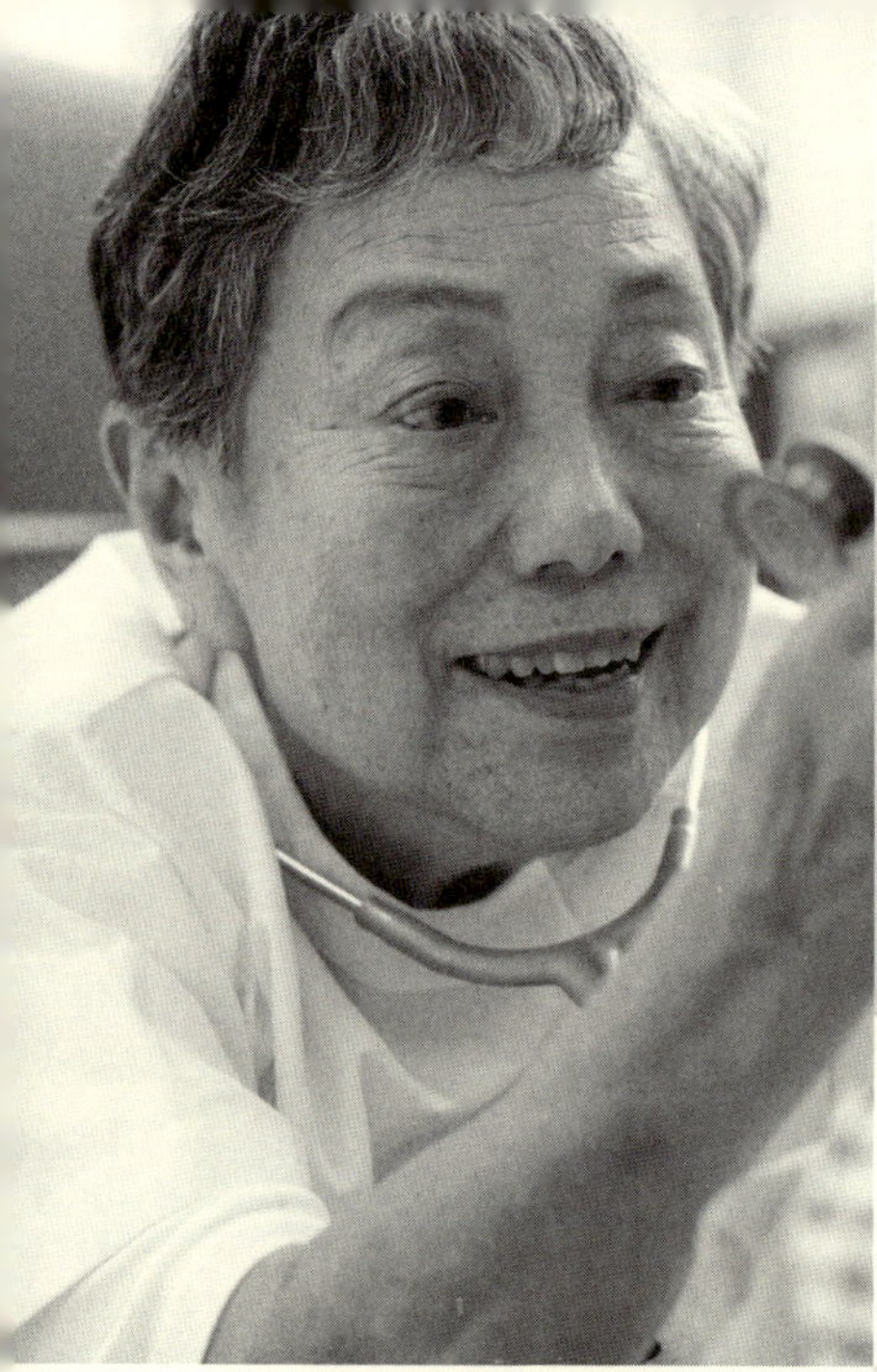

P92〜111

「子供大好き！お転婆医師」

秋《あき》武《たけ》邦《くに》子《こ》先生

1931年（昭和6年）10月生まれ　88歳

P112〜131

「医師兼野球選手で超多忙」

吉《よし》松《まつ》俊《しゅん》一《いち》先生

1933年（昭和8年）6月生まれ　86歳

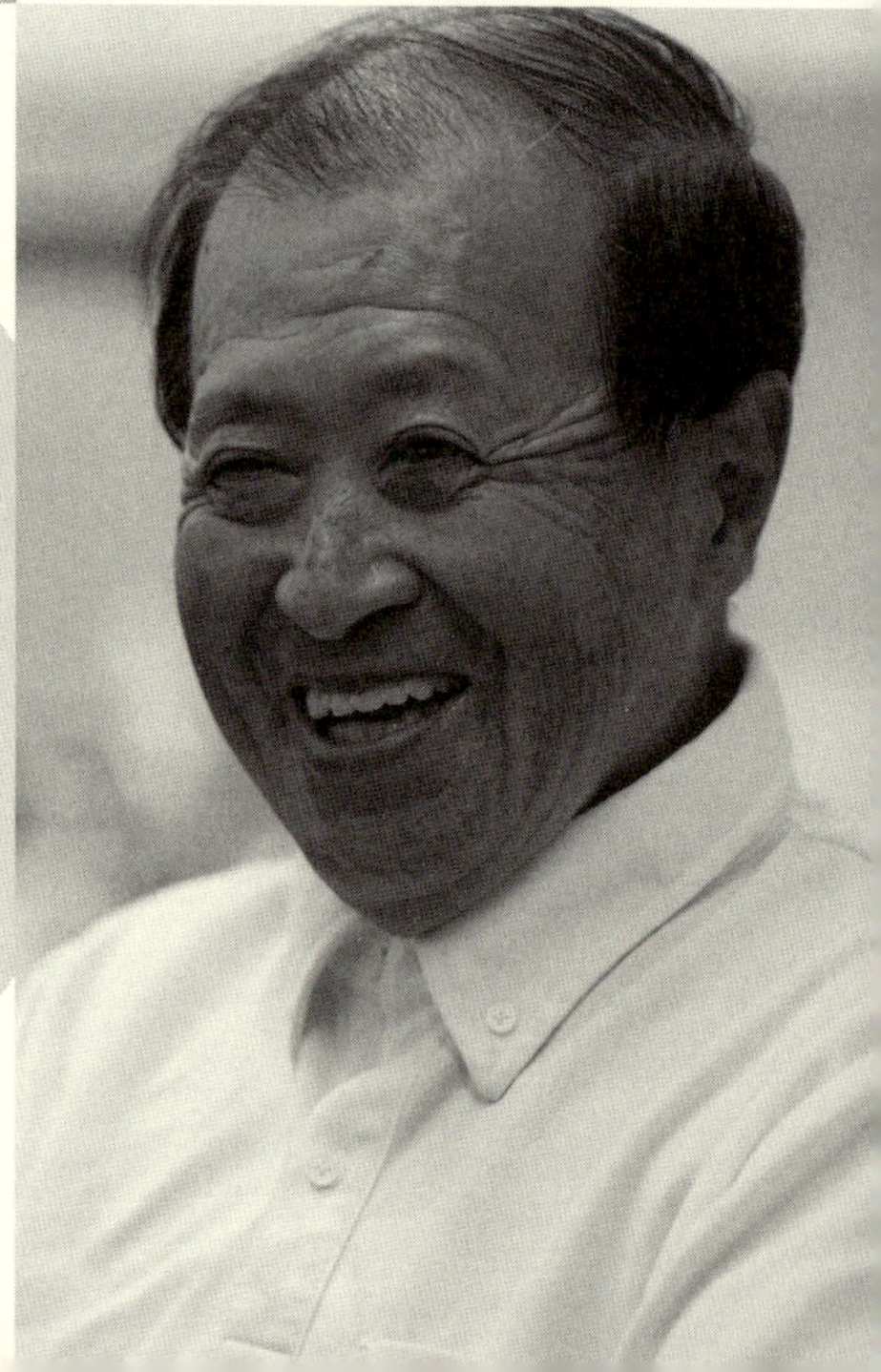

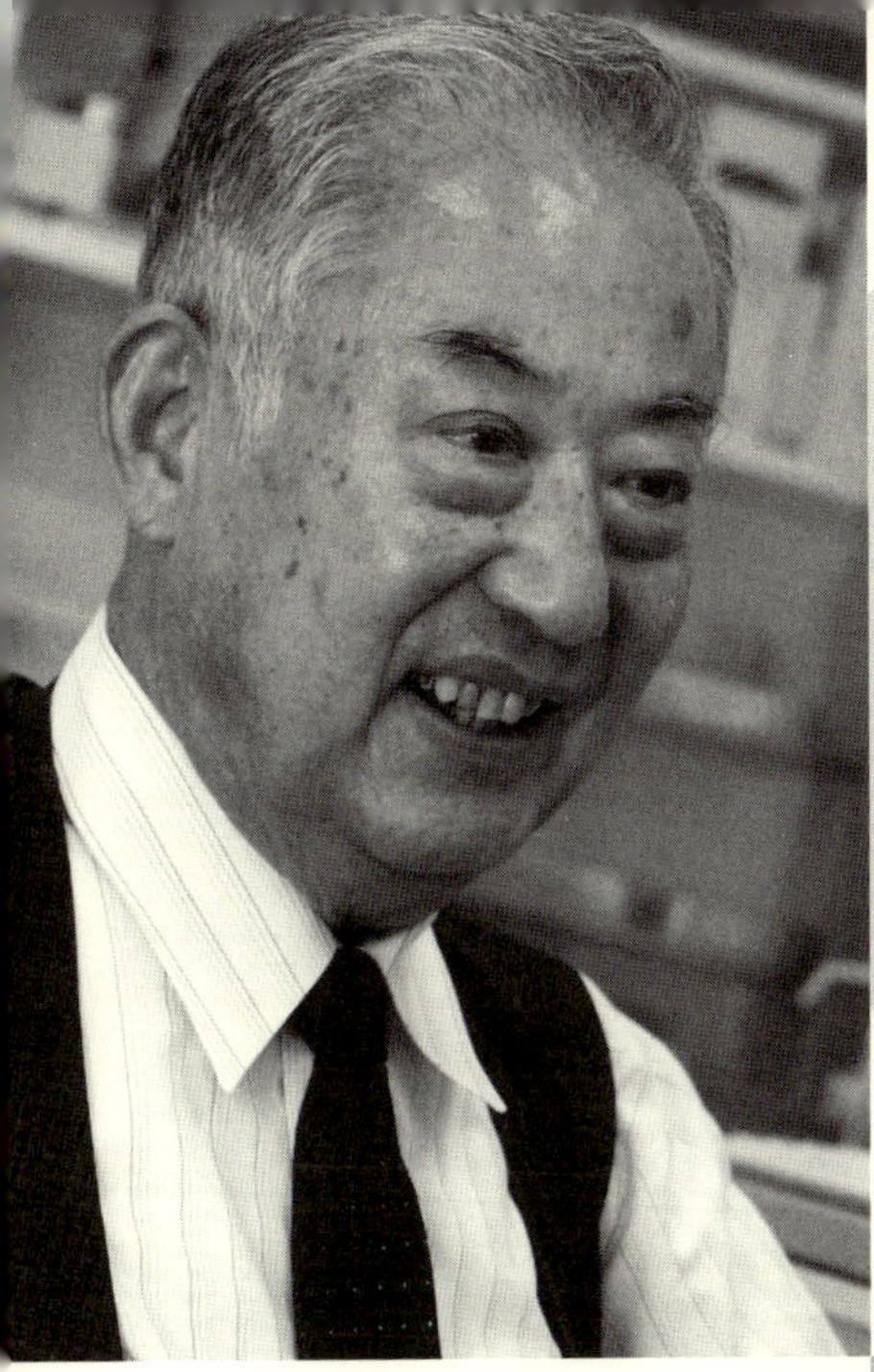

P136〜154

「探求心旺盛で発明大好き」

五《ご》味《み》茂《しげ》喜《き》先生

1936年（昭和11年）9月生まれ　83歳

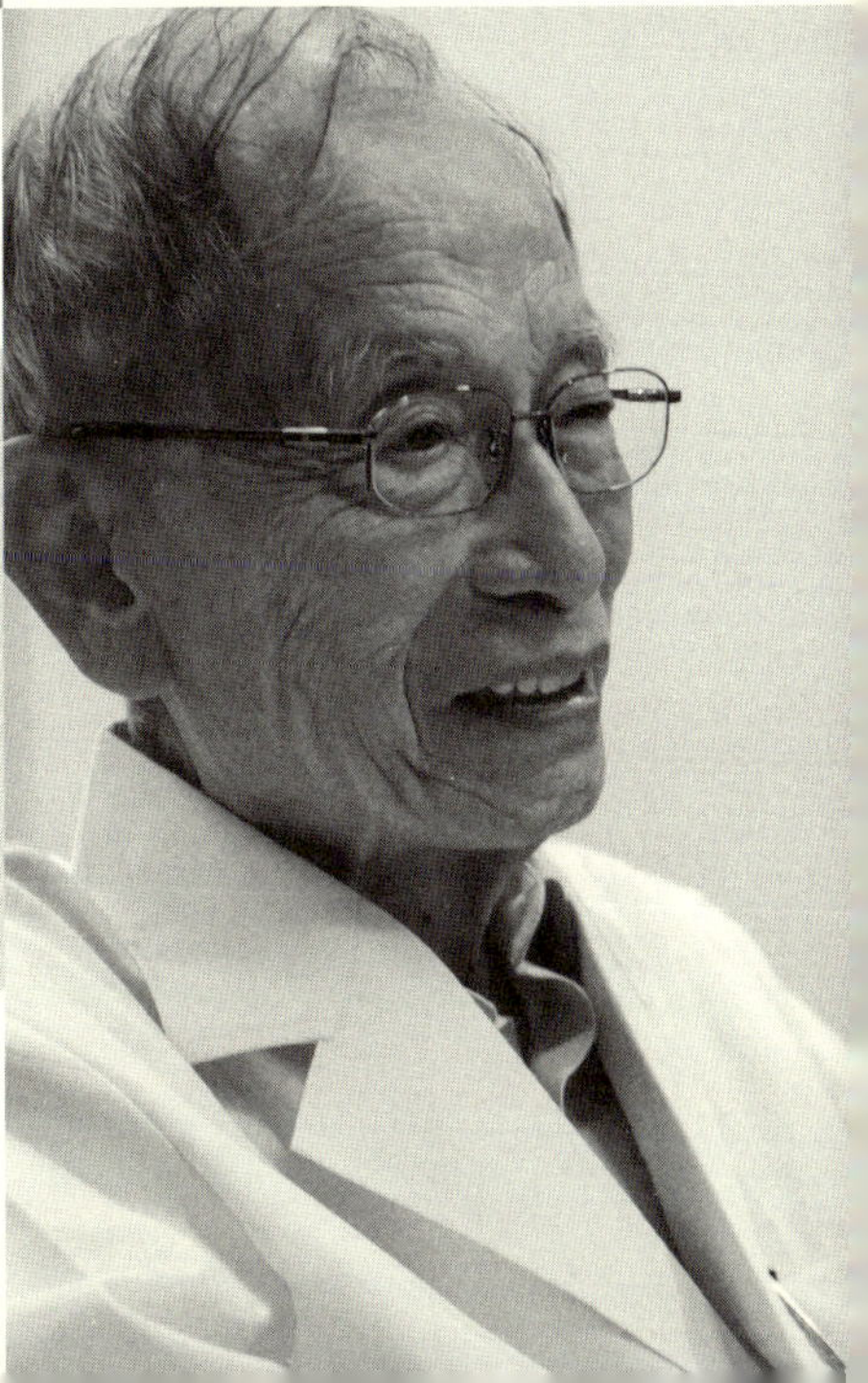

P156〜175

「老いない体づくりを実践！」

原《はら》寛《ひろし》先生

1932年（昭和7年）5月生まれ　87歳

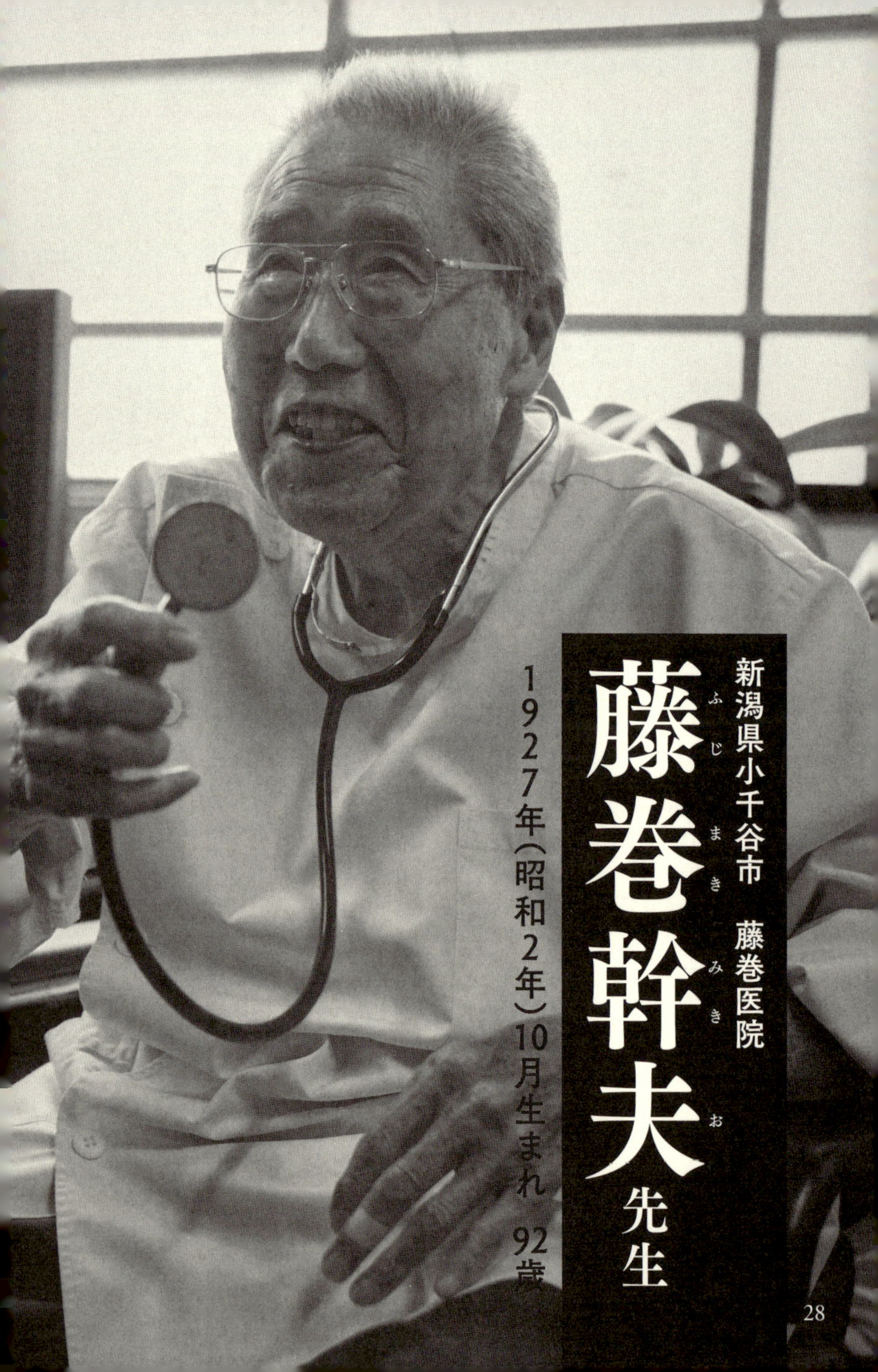

新潟県小千谷市　藤巻医院

藤《ふじ》巻《まき》幹《みき》夫《お》先生

1927年（昭和2年）10月生まれ　92歳

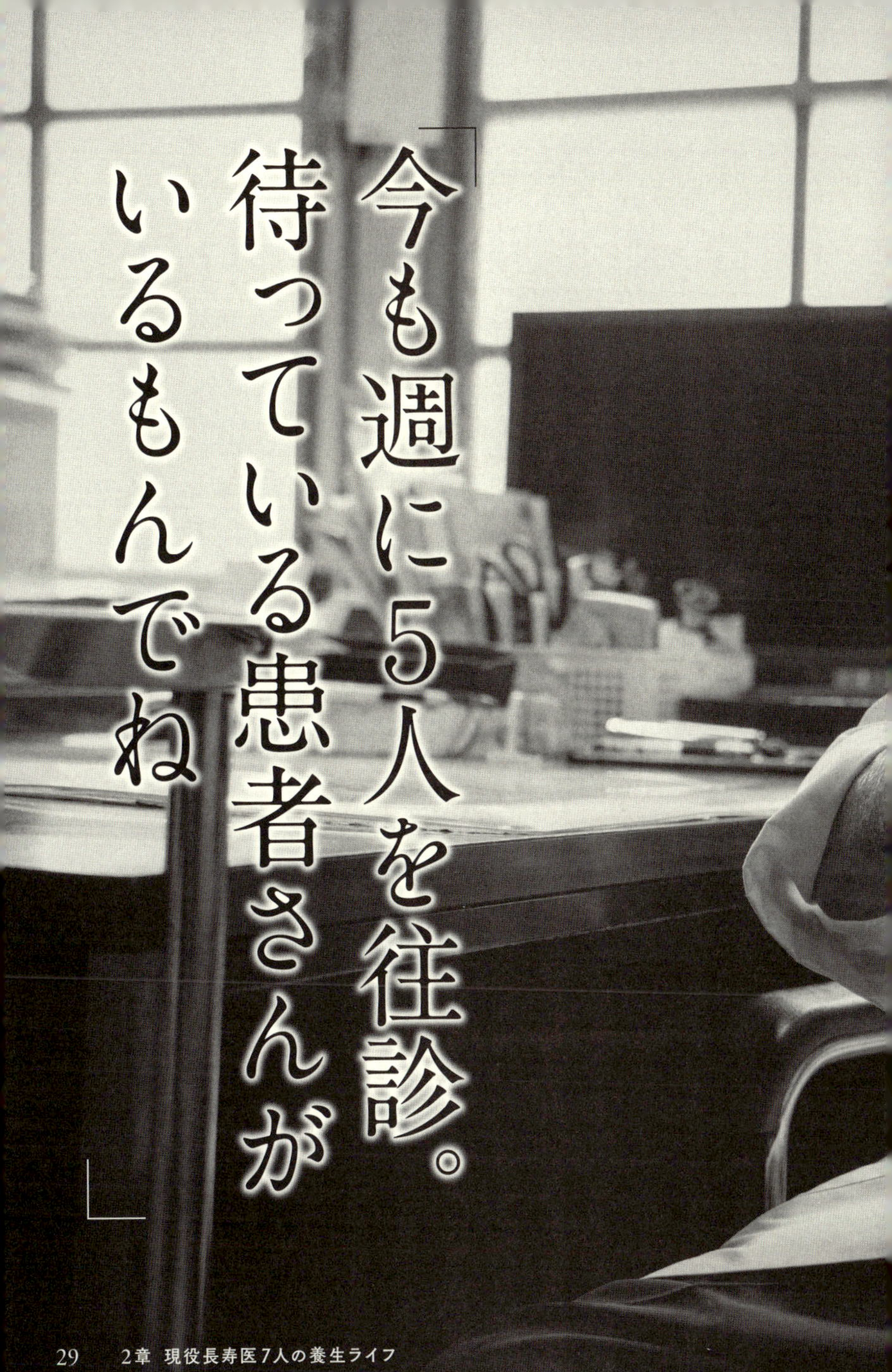

「今も週に5人を往診。
待っている患者さんが
いるもんでね」

築4百年の萱葺屋根のもと、本日も診察中

新潟県のJR小千谷駅から車で市街地をぬけ、のどかな田園風景の間をぬって、約20分走った山間の真人《まっと》町にある藤巻医院。ここで60年以上診療を続ける藤巻幹夫先生は、92歳の今でも往診までこなす、バリバリの現役医師です。

藤巻医院は父が開業し、私が2代目。今は3代目として、次男が継いでくれています。病院のある母屋は江戸時代の建物で築4百年。

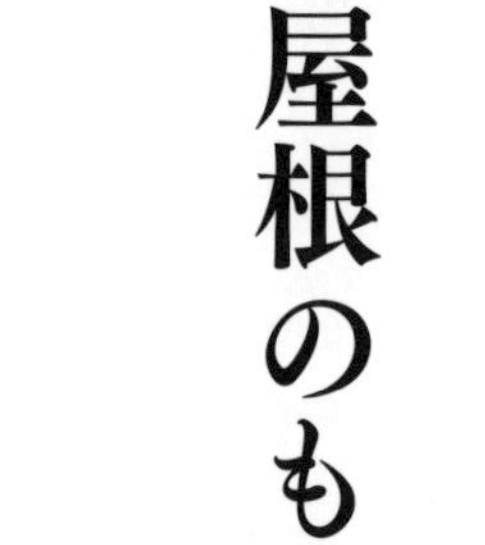

藤巻先生の人生カルテ

1927(昭和2)年10月
新潟県小千谷市生まれ

1951(昭和26)年
昭和医学専門学校(現：昭和大学)卒業
24歳

1953(昭和28)年
東京中央鉄道病院の婦人科に勤務
26歳

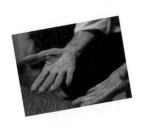

茅葺屋根が古民家風とかいわれますが、今では葺き替えが大変で……。

その後1912年（大正元年）に診療所を増築しましたが、こちらも百年を超えています。板張りの洋風建築は、農村地帯の当地ではモダンな建物だったと思います。

萱葺き屋根は10年くらいに一度は、葺き替えと修理が必要です。材料となる萱も手に入りにくくなっていますし、第一に職人さんがいない。息子の話だと、今、葺き替えを行うと家一軒建つくらいだそうです。そこで名残惜しいですが、来年には建て替える予定です。江戸、明治、大正、昭和、平成、令和の時代を生きた建物、これもある意味で長寿ですね。

1959（昭和34）年 32歳
新潟県小千谷市へ帰郷
父親の開業する
藤巻医院に勤務する

2002（平成14）年 75歳
次男、克久氏帰郷
藤巻医院の
後継者として勤務準備

2006（平成18）年 79歳
妻　死去

2015（平成27）年 88歳
自動車運転免許返納

2018（平成30）年　2月 90歳
第6回日本医師会
赤ひげ大賞受賞
（2019年現在　92歳）

豪雪の中の往診も何のその！ そのお陰で足腰は今も丈夫

この萱葺き屋根の下で、1927年（昭和2年）に生まれ、人生のほとんどをここで暮らしてきました。

私は12人兄弟の6番目ですが、男兄弟5人は医者、妹の2人は薬剤師になりました。父はなかなか進歩的な人で「女でも手に職がないと」といって、東京の薬科大に進学させたのです。

父に続けと医者の道を志した兄たちが、若くして結核などで亡くなってしまったため、私が医院を継ぐことになりました。それが今から60年ほど前のことになります。それ以前は東京の鉄道病院に、10年くらい勤めていました。

残った兄弟はみんな長寿で、姉は100歳手前で亡くなり、一番下の弟も去年亡く

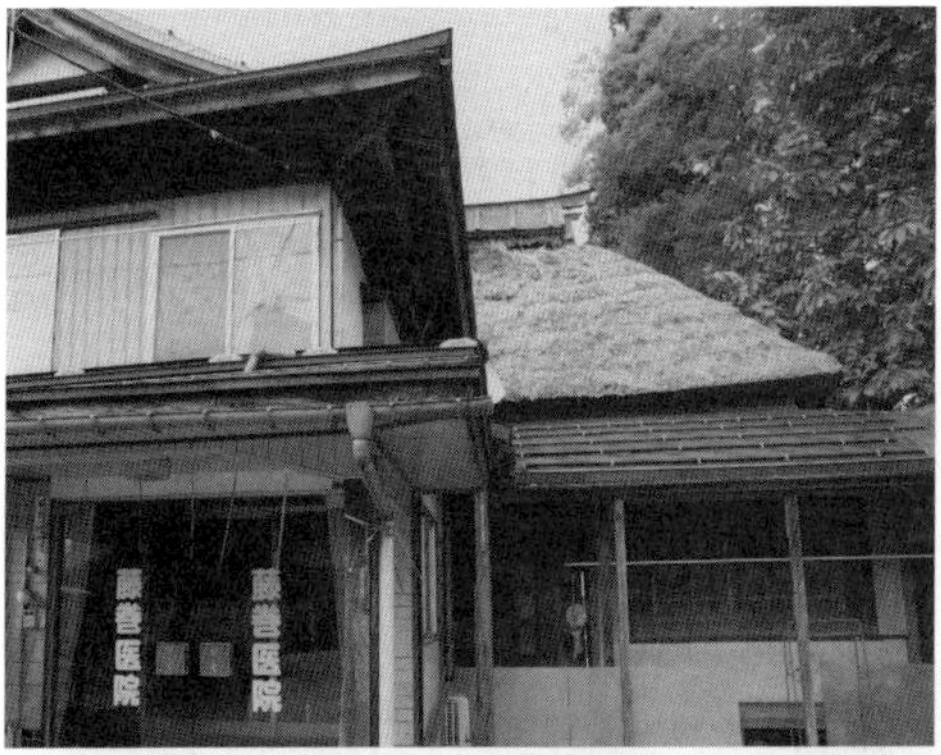

石柱の門を入ると、大正時代に建てられた医院。奥には江戸時代から建つ茅葺屋根の母屋。板張りのモダンな診察室とともに、2020年には建て替え予定。

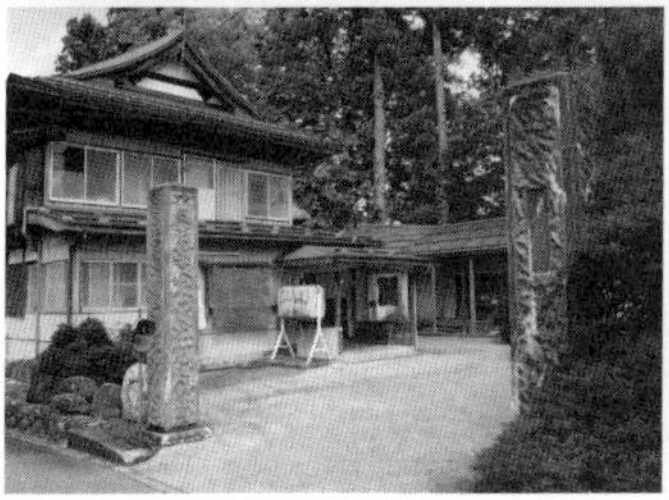

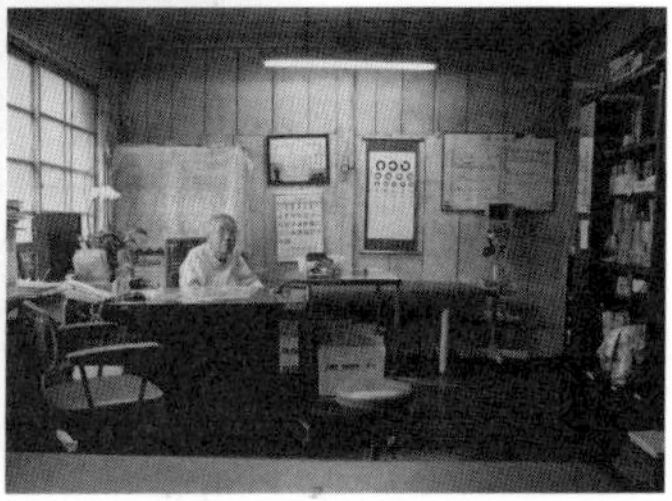

なりました。
今健在なのは、2歳違いの妹と4歳下の弟、さらに一回り下の妹の4人です。一番下の妹の旦那さんは、千葉県の有料老人ホームに住みながら、そこの施設の医者をやっています。
父の兄弟も医師が多かったですね。それに私の長男夫婦は埼玉県で医者をしていますし、次男の嫁も看護師と、まわりは医療関係者ばかりです。
普段は隣接した新しい家で、次男一家と同居しています。

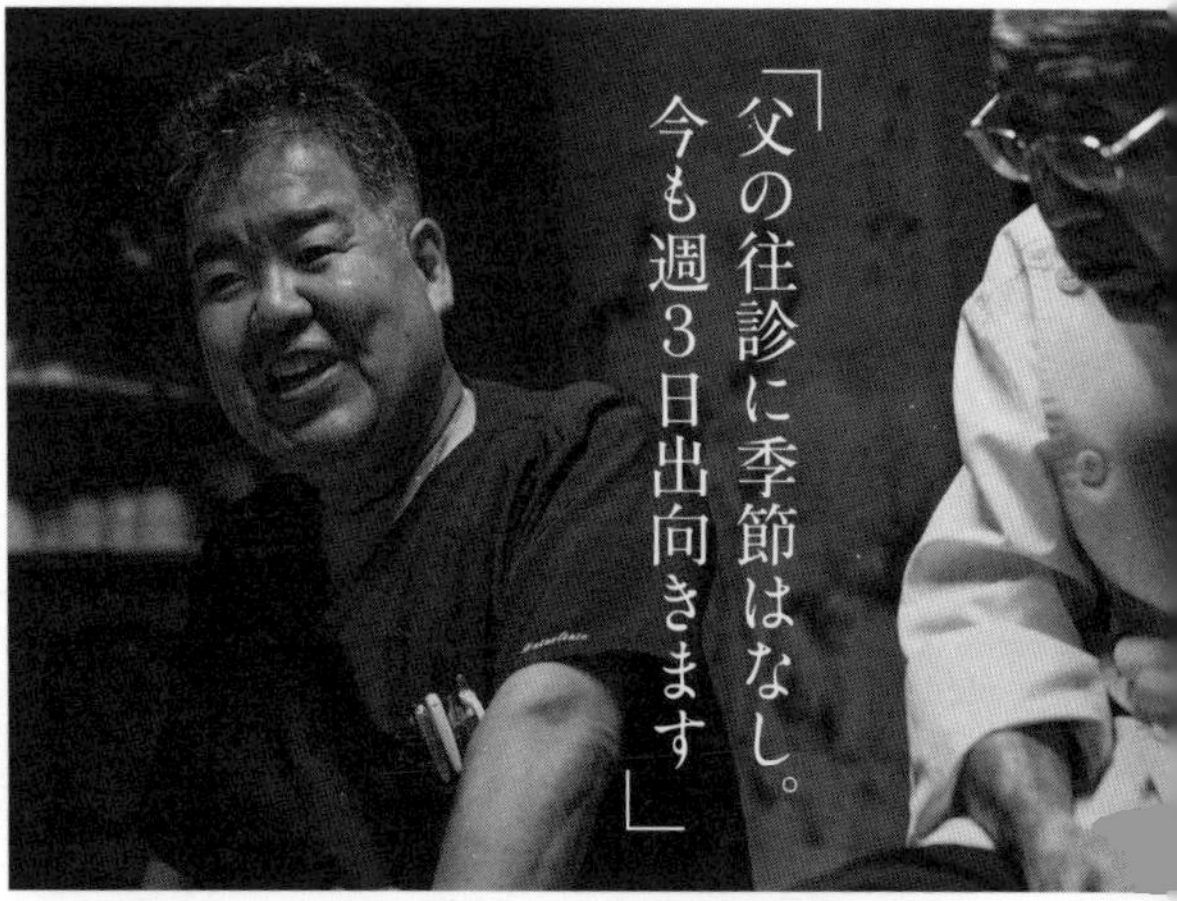
「父の往診に季節はなし。
今も週3日出向きます」

時に藤巻先生を支え、医院でともに診療している次男の克久さん。

医者になって診療をはじめてから、70年近くなり、真人町に戻って父の診療所を手伝うようになってから約60年が流れました。私の専門は産婦人科ですが、藤巻医院では総合内科も兼ねて、妊婦だけでなく、お年寄りから子供まで診てきました。

この辺りは交通の便が悪い山間部などもまわりに多いですし、新潟の中でもとくに積雪量の多い豪雪地帯で、冬なると3m近く雪が積もります。来院できない患者さんのために、近隣の地域、小千谷市の1/4くらいは往診していたと思います。

今でこそ道が舗装され歩きやすくなっていますが、私が戻った頃はまだ整備されていなくてひどかったんです。夏の暑いときも大変でしたが、冬の厳しさはそれは言葉にならないほどつらい。最初の頃は防寒靴を履いて完全装備をしてから、徒歩で往診に出かけていました。除雪車が雪をかき分けてくれる今とは違い、大雪が降ればたちまち立ち往生です。

往診が終わって自宅にやっと戻って夕食を食べていると、また連絡が来たりして。あっちの山からこっちの山へと飛びまわり、診察が終わる頃には夜が明けていたこともあるほどです。

もともと柔道をやっていたので体力には自信がありましたが、往診してきたことで足腰はかなり強くなったと思います。90歳を過ぎても腰痛はあれども自分の足で歩けますし、筋力がひどく衰えているとは感じもしない。長時間の診療も平気ですよ。

地域医療に今日も走る!

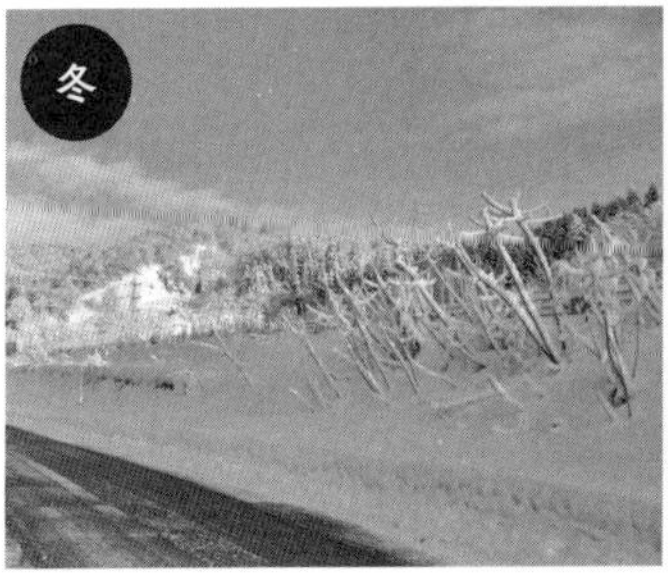

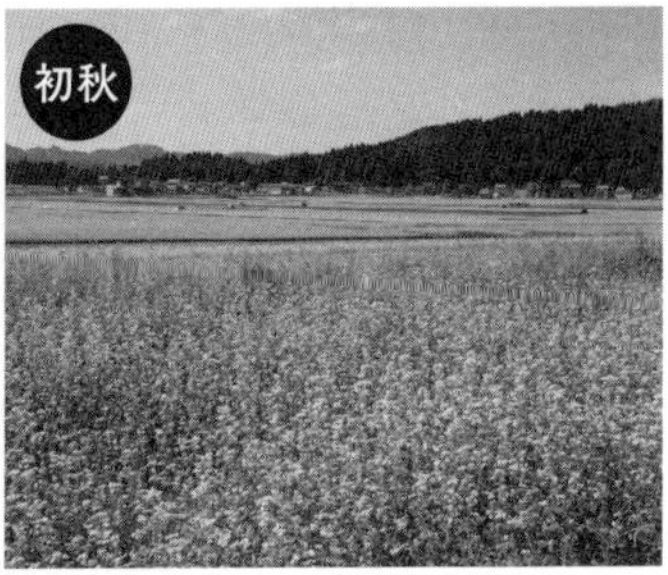

田園風景が広がる真人町。(右)黄金色の稲穂と白いそばの花が咲く晩夏から秋にかけての様子は、まるで日本の原風景。(左)冬になると雪が積もって白銀の世界となり、道路は雪の回廊ように。

人と寄り添う医療が活力源。これからもまだまだ続けます

もともと地方には婦人科や産婦人科の専門医はいなかったんですね。私を生んだ母は5歳くらいのときに亡くなりましたが、育ててくれた母は助産師でした。義母が、その後もお産を手伝ってくれました。

私が診療をするようになってからは、妊婦さんも率先して診ました。昔は病院よりも自宅での出産が当たり前。雪降る季節のお産の立ち合いは、まだまだ産まれてきそうもない時間から出向き、妊婦さんと一緒にこたつに入って、産気づくのを待ったものです。そして取り上げて帰るといった具合です。

ちょっと自宅出産が厳しい妊婦さんは、診療所に運んで出産させました。そのための入院施設も完備していましたした。往診は途中から車で行くようになりましたが、それ

でも歩けない妊婦さんや患者さんをおぶって診療所に運んだり。

都会の病院とは違って不便も多いですが、その分患者さんに寄り添える。そうすると親近感とともに信頼感も生まれて、長い長いお付き合いになります。取り上げた赤ちゃんがまた親になり、何代にもわたって診ている家も少なくありません。

医院での診療も往診も、私の大きな活力源。患者さんを元気にするとともに、私も気力をいただいている感じです。

医者という職業を選んだからには、生きている限り、続けていくつもりです。ありがたいことに、私の顔を見て話しをするのを楽しみにしてくれている患者さんが、たくさんいるんです。

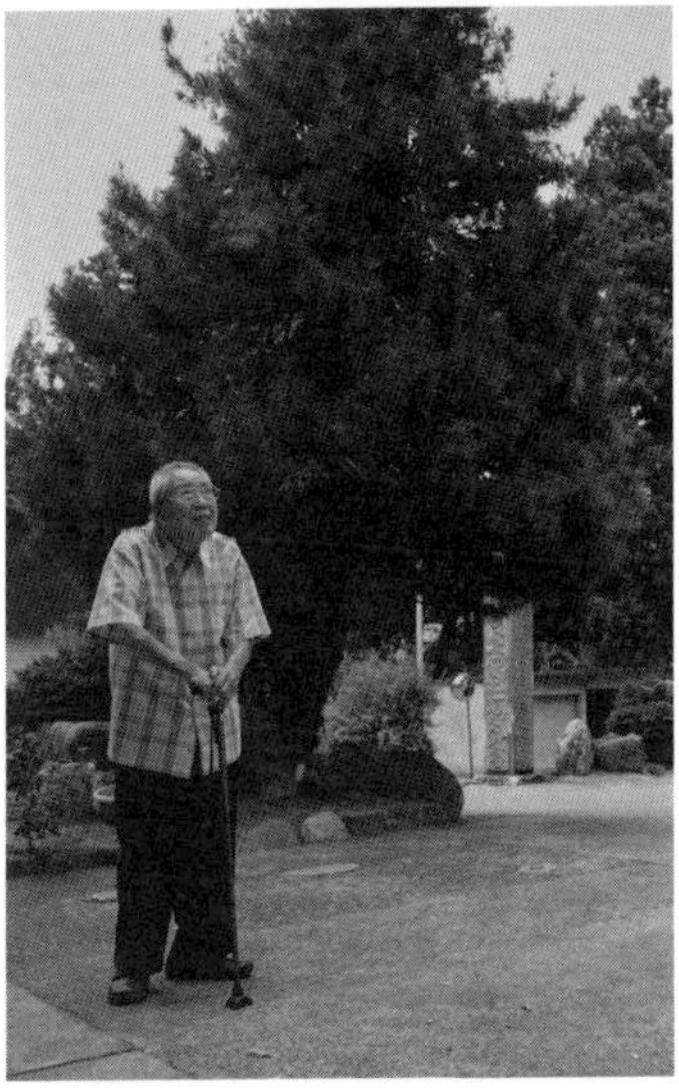

これから往診へ。自動車免許を数年前に返納したので、運転手の運転する車で、看護師と一緒に患者さん宅に向かいます。

藤巻先生の一日

6：00	起床
7：00	朝食
8：00	
9：00	午前の診察
10：00	
11：00	
12：15	昼食
13：00	昼寝
14：00	午後の診察
15：00	
16：00	
17：00	
18：00	帰宅
19：00	夕食
20：00	
21：00	
22：00	就寝

朝食は必ず食べますが、パンと牛乳に野菜や果物など少し添えて軽めです。

診察は息子さんがメインに行ない、藤巻先生はアドバイスや患者さんとの会話を担当。

消化のよいうどんや雑炊などで昼食をすませた後は、30分から1時間昼寝。

週に3日は往診に。往診がない日は診察終了まで診察室に座ります。

晩酌をするので、夜は炭水化物を摂りません。その分、おかずはしっかり食べますよ。

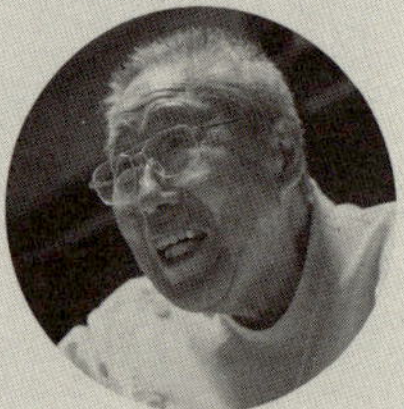

食事は腹八分、いっぱい食べちゃダメ！

妻は10歳下でしたが、70代で心不全で亡くなりました。もともと心臓が悪くて、脳梗塞、脳出血などを起こして、長く床に着いていました。妻が亡くなってからは、食事やいろいろな面倒を次男のお嫁さんが見てくれています。今は次男一家と同居していますが、中学生、小学生、幼稚園児の4人の孫がいるのでにぎやか。とくに5歳の末の女の子の孫とは一番の仲よしで、彼女もいろいろと世話をやいてくれます。

食事もみんなと一緒にとります。食べるものに好き嫌いはないので、ほとんど孫たちと同じもの。食べ盛りの子供ばかりですから、唐揚げなどの揚げ物も多いですが、負けずに食べています。口の中に入れておいしければ、和食でも洋食でもいただきます。強いて言えば酢の物が苦手ですが、体にいいからできるだけ食べるようにしてい

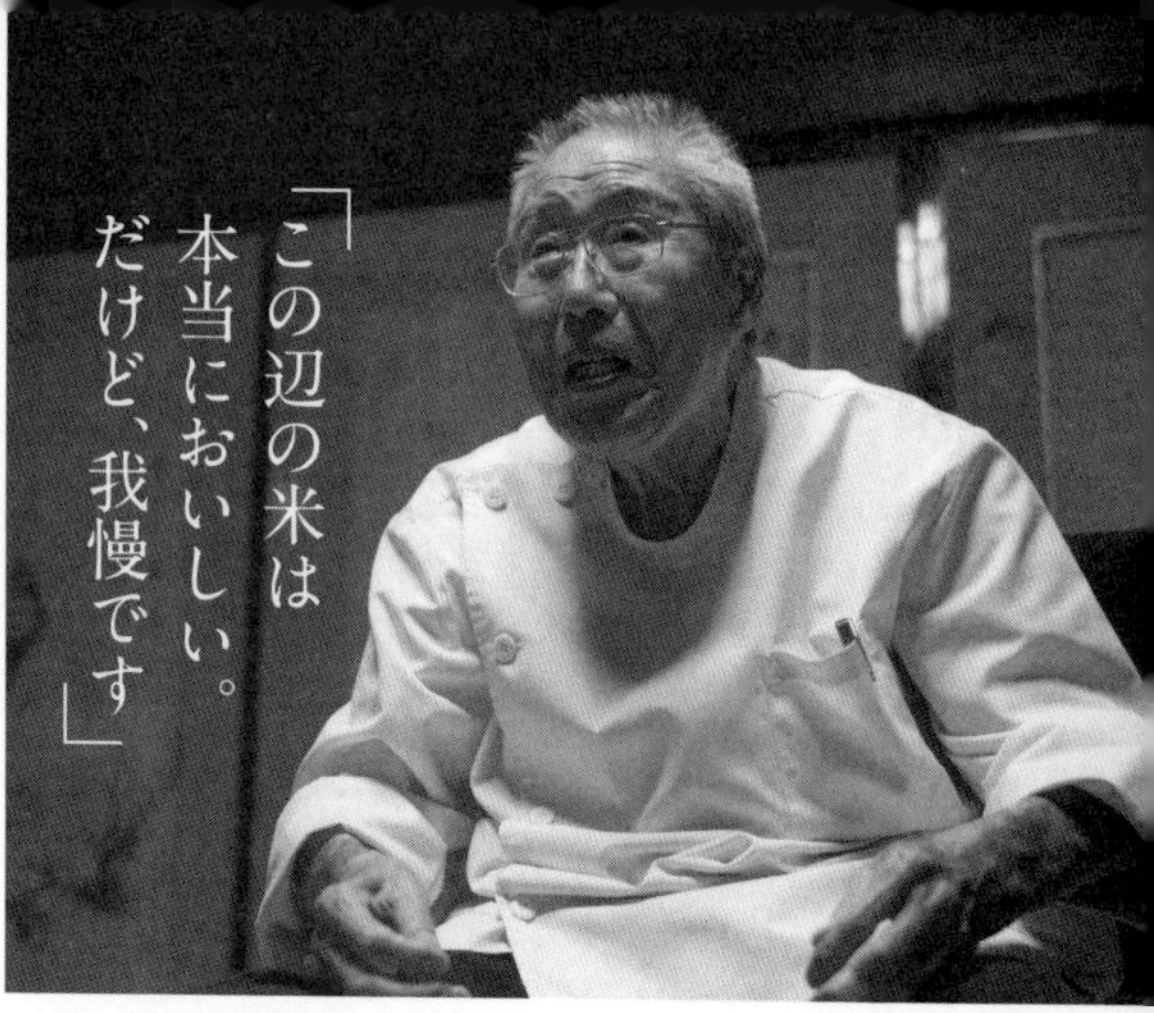
「この辺の米は
本当においしい。
だけど、我慢です」

ます。

昔からお酒は好きなので、今も晩酌は毎日です。お酒はもっぱら焼酎にしています。これは糖質が少ない事と、翌日にお酒が残りにくいからです。体を冷やしたくないので、夏でもお湯割りです。調子のいいときは2杯くらい飲みますが、おかずを肴にして堪能します。肉や魚などのたんぱく質、そして野菜は必ず食べます。固いものも大丈夫です。

夕食時に主食は食べませんが、昔は1合半くらいは平気で食べていました。真人町は農業が盛んで、お米やそば、野菜などは最高級の味わいです。田植えや稲刈りの時期は忙しいから、患者さんが減ります。お年寄りも送り迎えをしてくれる人がいないと通院できない。それもあって往診にするわけですけどね。

近くの信濃川に天然の鮎やうなぎ、なまず、鯉、どじょうなどがたくさいましたから、それを釣ってよく料理しました。とくにどじょうは好物で、東京に住んでいた頃は浅草の駒形まで足を運んだものです。骨ごと食べることが多かったから、お陰で骨は丈夫ですね。

そういえば真人町には『真人豆腐』という名物があり、私の好物のひとつです。固めの豆腐は食べると大豆の香りが広がり、焼酎にもよく合います。そばは海藻を練り込んだへぎそばも名物ですが、私は消化のよいうどんの方が好きですね。ただね、新米、新そばの時期は別。おいしいから食べちゃいますね。

今はだいぶ痩せましたが、若いころは結構太っていたんです。それに両親が糖尿病だったのもあり、食事は気をつけています。できるだけ糖質オフにして、甘い物はほとんど食べません。糖質の多い日本酒も飲まないようにしています。

健康のために一番大切なのは、腹八分目で終わらせること。とにかく食べ過ぎはダメです。太ってよいことなど、ひとつもありませんから。

あとは家族との団らんを楽しみながら食べると、消化や代謝が高まって、その日の疲れがすーっと取れる気がします。だから休みなく、診療できるんです。

食 育ち盛りのお孫さんとともにする食事は、普通のお年寄りの食事とはほど遠いほど、ボリュームたっぷりです。

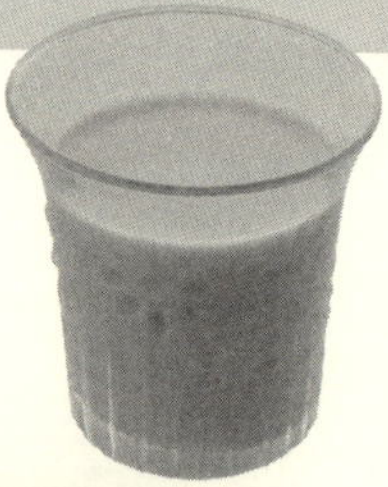

朝食

パンと牛乳で軽めに

夕食に炭水化物を摂っていないので、目覚めたときは空腹状態。ですから朝食は必ず食べます。でも午前中は院内診療で座っている時間が長いので、パンと牛乳に野菜、果物などを少し摂るくらいです。

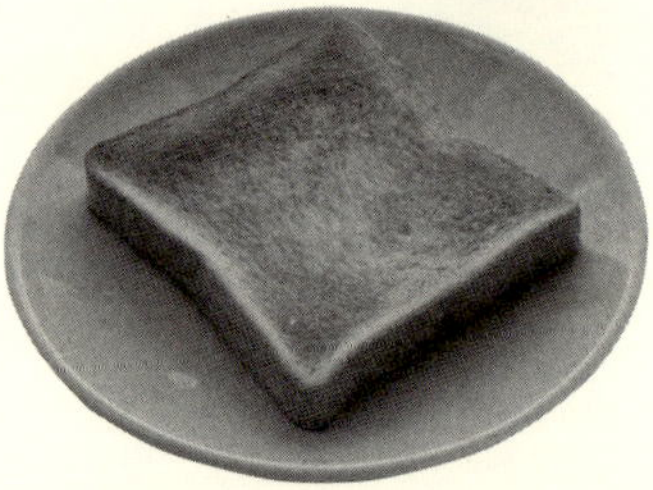

昼食

消化によい雑炊やうどんを

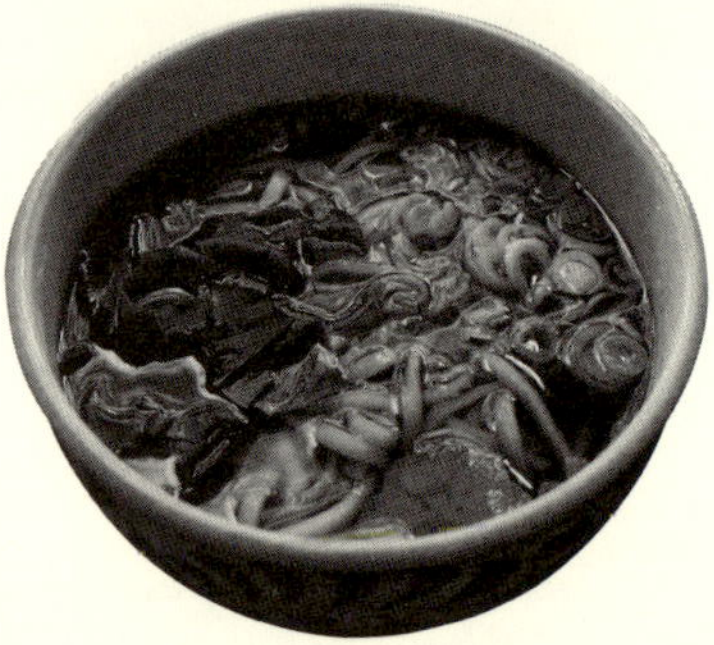

お昼はごはんに煮物、漬物などあり合わせのものか、うどんや雑炊など簡単な物ですませます。食べた後に少し横になって昼寝をするので、消化のよい物にしています。お嫁さんが忙しい時は、息子が用意してくれます。

藤巻先生の健歳

夕食

孫と一緒のメニューを残さずに

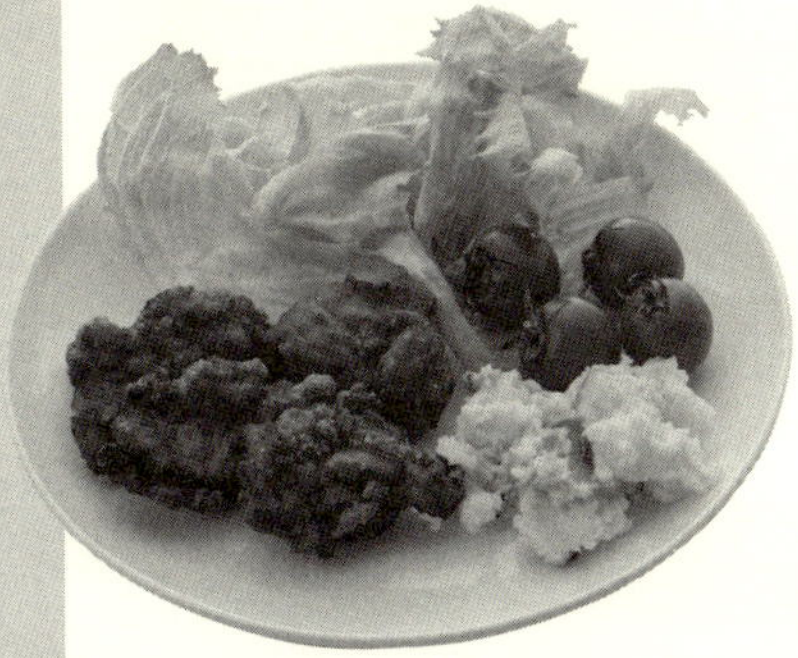

夕食は家族と同じ食事で、特別に年寄り向けの食事ではありません。必ず肉や魚などのたんぱく質と野菜をたっぷりと食べます。揚げ物、焼き物、煮物にサラダなど品数は豊富。これを贅沢に、お皿に盛り合わせます。

大好物!

地元産が一番おいしい!

真人町周辺は、ありがたいことに、いろいろな農産物が採れます。とにかく地元産のお酒も食べ物もおいしい。とくによく食べるのは、真人町の名物『真人豆腐』。でき立てを食べられるので、幸せな気分になります。

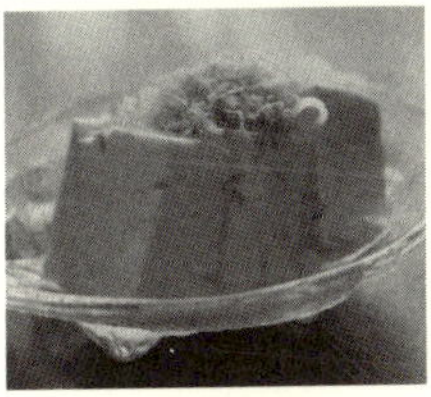

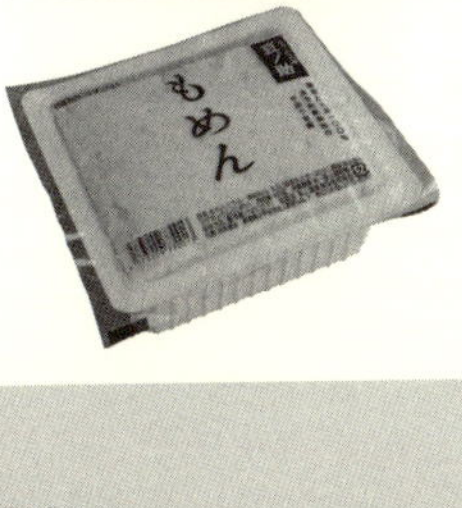

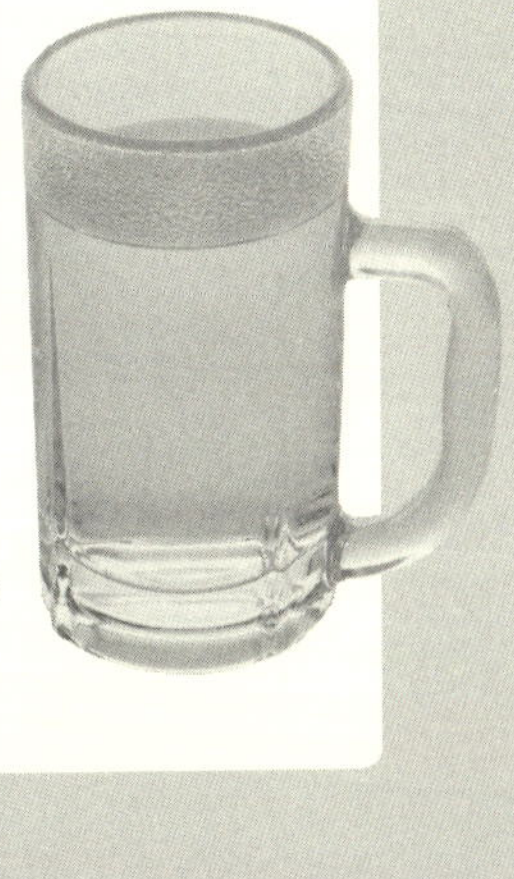

老いる方法

［ 何にでも熱中します ］

趣味

**スポーツ、歌、錦鯉の養殖……。
はじめたら、とことん極めるまで
やめないのが藤巻先生の基本精神です。**

錦鯉

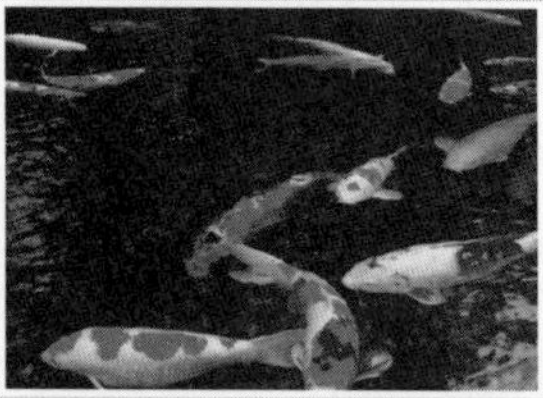

小千谷の錦鯉は世界的に有名で、養殖をしている人が多い。私は売るわけではないですが、家にプールのような池を造って泳がせています。

お守り

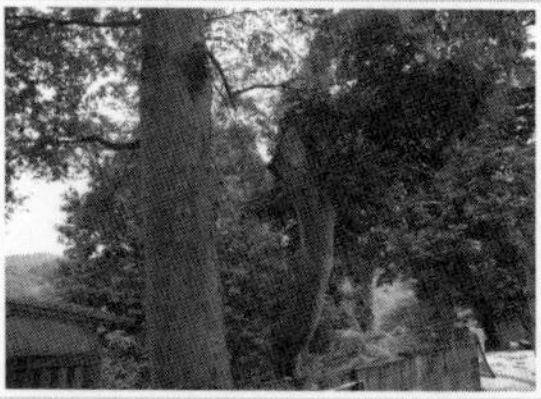

敷地にそびえる古いけやきの木が、私のお守り。どこまで根が張っているかわからないほどで、この木を切ってはいけないと言われてきました。

柔道

柔道は４段。周囲に武道好きが多く、若い頃は「武道家のお医者さん！」と人気でした。

カラオケ

集会では、カラオケで歌います。今年も敬老会で、自慢の喉を聞かせてきました。

藤巻先生に学ぶ！

楽しく

今の一番の楽しみは孫たちとのにぎやかな時間ですが、昔は様々な趣味を楽しんでいました。この楽しむ気持ちは健康維持にとても大事で、明るく楽天的に過ごせば、前向きになって元気になるものです。

まずは長岡の中学時代に始めた柔道。これは4段までいきましたが、医者になったら忙しくて時間がなくなり断念しました。でもこの頃に鍛えたことが、今の体力の基本になっていると思いますね。

歌も好きで、昔は宴席も多かったからよく歌って盛り上げました。今年も、来賓で呼ばれた地域の敬老会で歌いました。歌は呼吸をよくしますから、いいですよ。会では私が一番年長者。だから年下を激励しています。

また、近くに流れる信濃川で、よく釣りも楽しみました。今では家で飼っている錦鯉を眺めるくらいですが。

こんな風に人生を楽しめるのも、我が家を見守ってくれているけやきの木のお陰だと思っています。しっかりと根と枝を張って我が家を支える大樹は、家を建て替えるときも決して切りません。

藤巻幹夫の大養生訓

一、毎日仕事をして、人と話して触れ合う

一、できるだけ外に出て、自分の足で歩く

一、3食よく食べて、糖質を摂り過ぎない

一、楽しみの焼酎での晩酌はかかさない

一、家族と楽しく過ごし、よく眠る

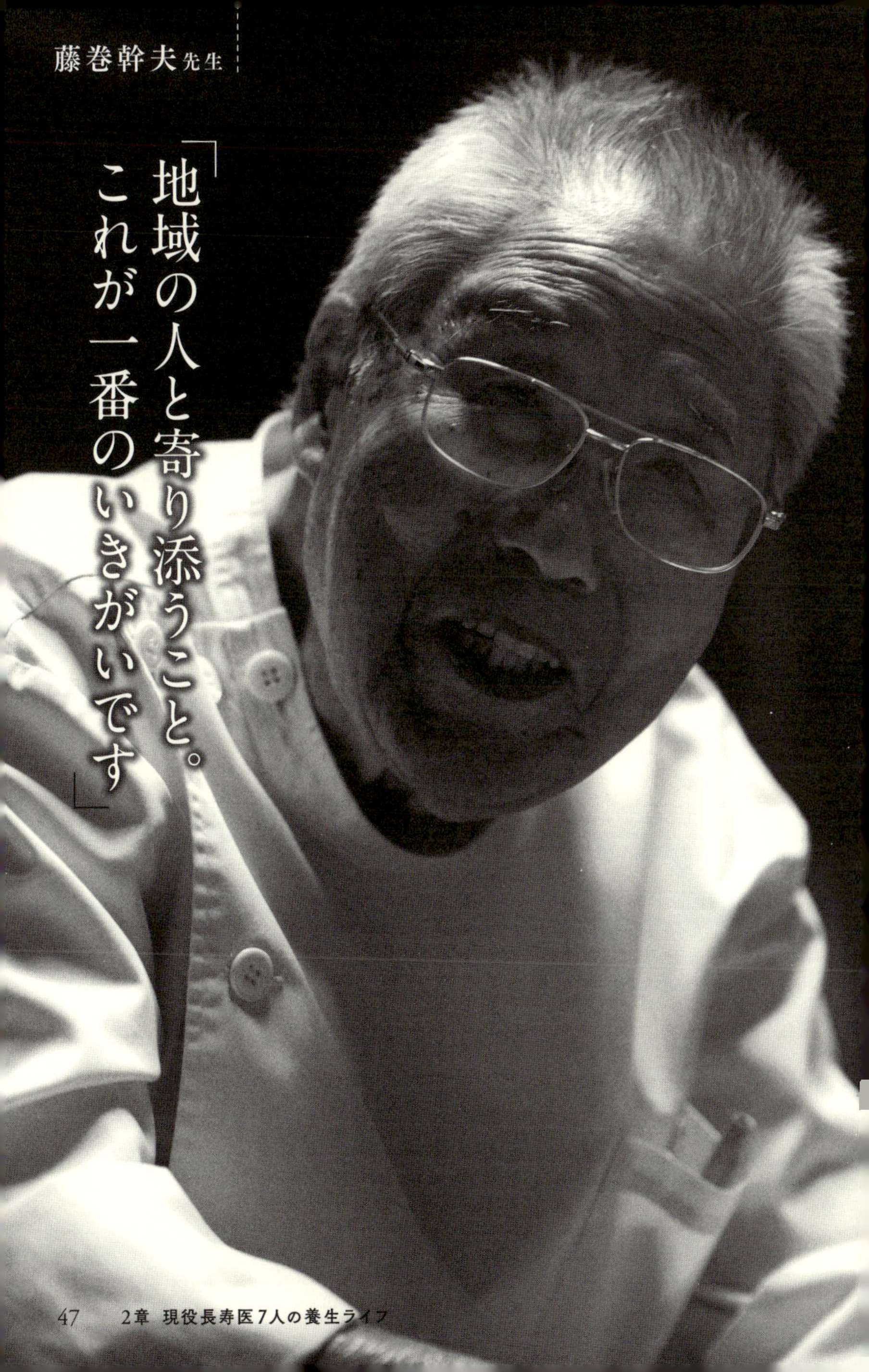

藤巻幹夫先生

「地域の人と寄り添うこと。
これが一番のいきがいです」

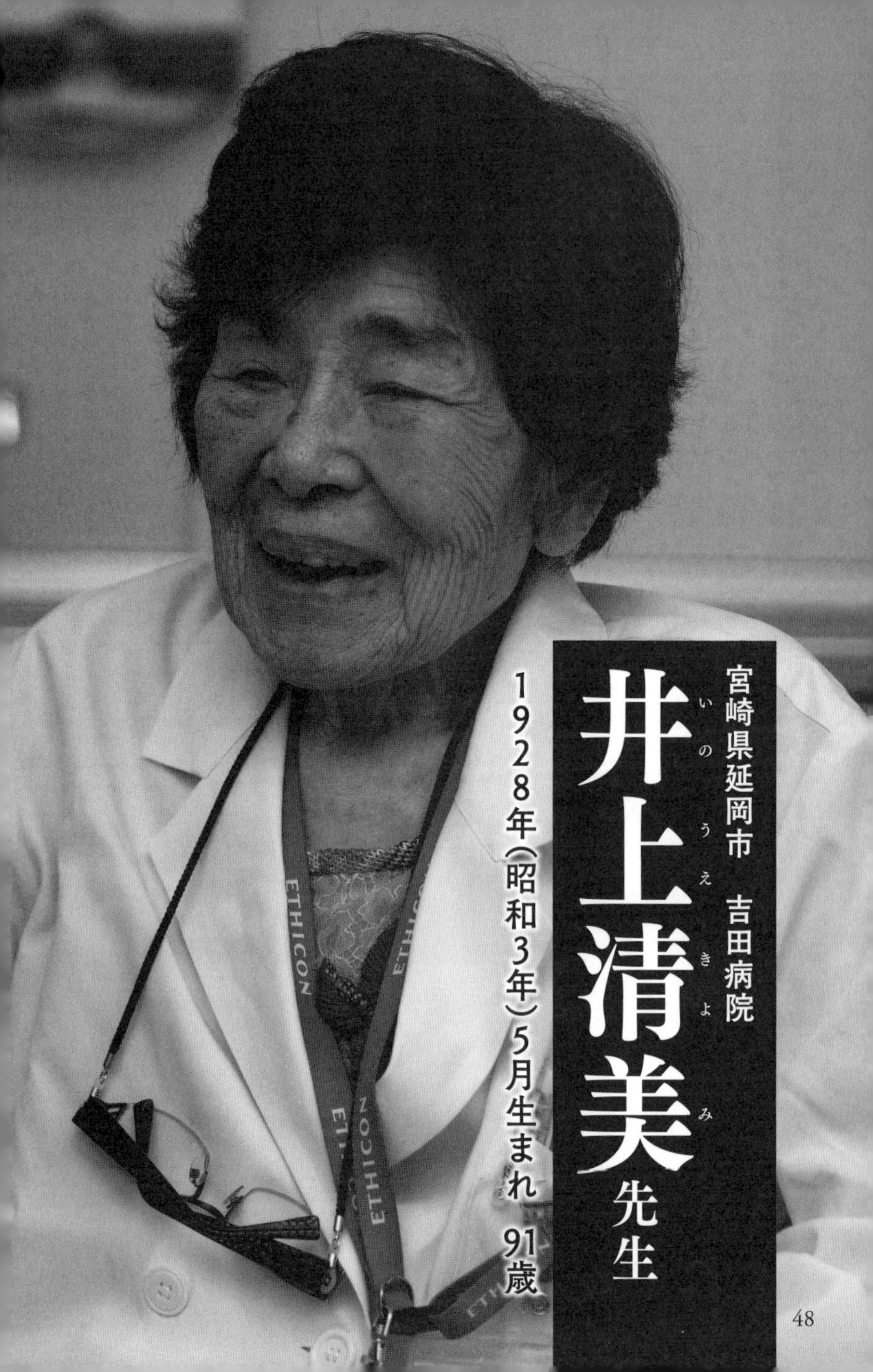

宮崎県延岡市　吉田病院

井上《いのうえ》清美《きよみ》先生

1928年（昭和3年）5月生まれ　91歳

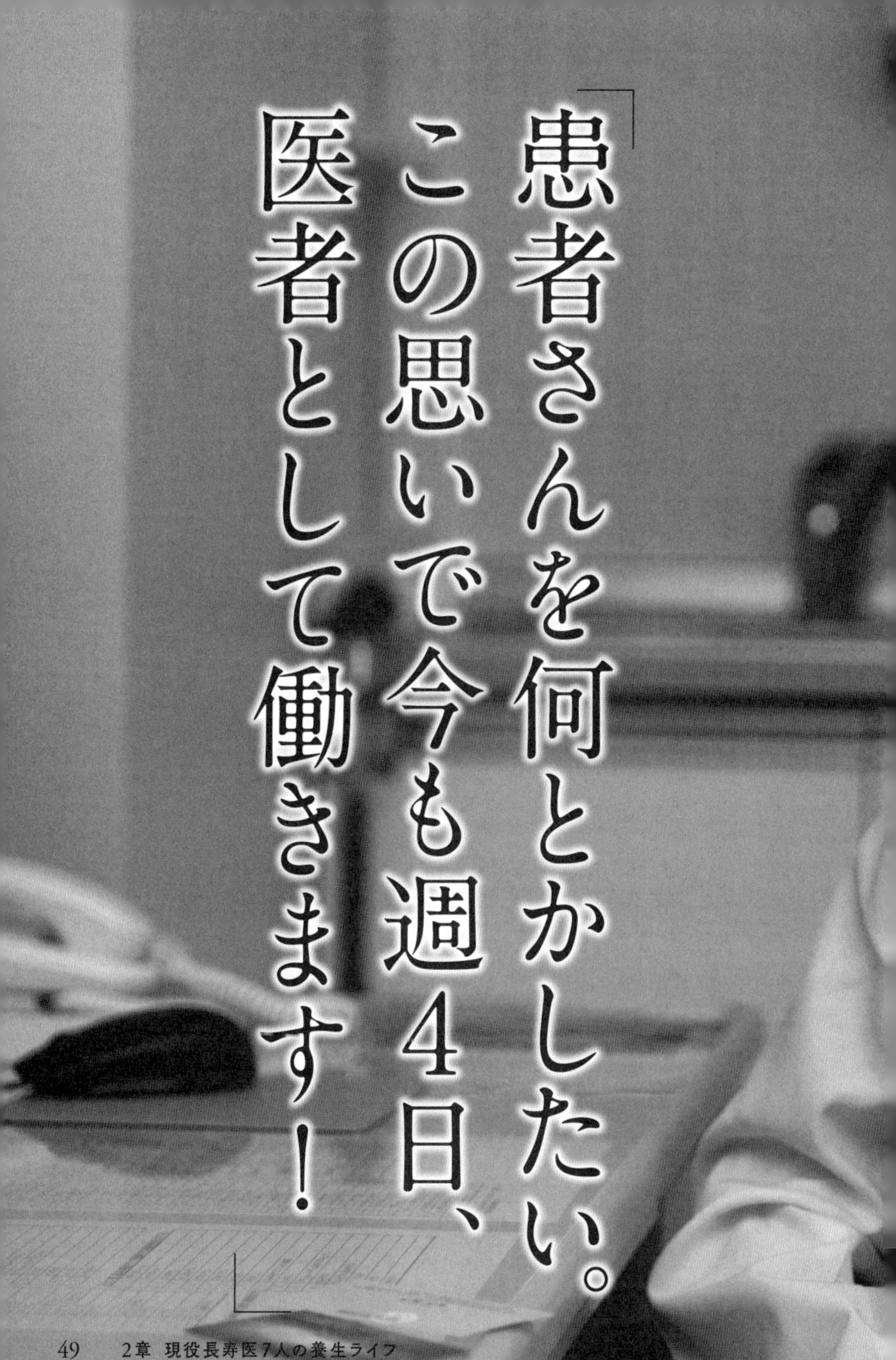

「患者さんを何とかしたい。
この思いで今も週4日、
医者として働きます！」

終戦後、女医の道を選び、東大病院初の女性外科医に

活気ある延岡の中心地から離れたのどかで静かな場所に、吉田病院はあります。そこで穏やかな笑顔で迎えてくれるのは、井上清美先生。女医の先駆者として医療現場を切り開いてきました。

1950年（昭和25年）東京女子医専を卒業し、第10回の医師国家試験に無事に合格したのが、医師人生の始まりです。

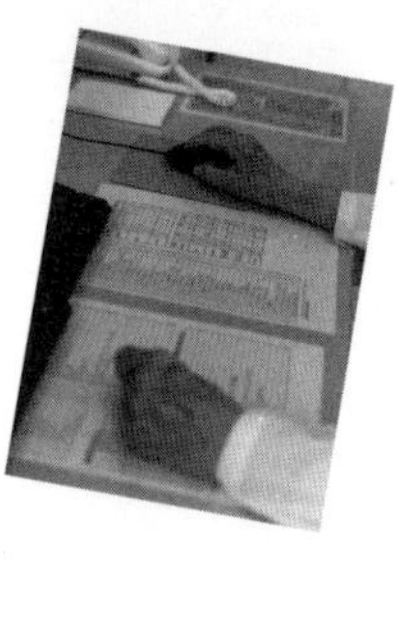

井上先生の人生カルテ

1928（昭和3）年 5月
広島県福山市生まれ

1931（昭和6）年
両親が離婚し、伯父の住む台湾へ移住
女学校まで過ごす
3歳

1950（昭和25）年
東京女子医専
（現：東京女子医大）卒業
22歳

東京大学医学部附属病院第三外科へ、インターン生として入局しました。忙しい日々でしたが、毎日、新しい知識が得られとても充実していました。

インターン期間終了間近のある日、外科の先生が「外科はいいよ」と言うのです。その言葉を聞いて、外科の教授に「志願したい」と話しました。教授は少し考えてから「これからは女性の外科医がいてもいいね。ぜひパイオニアになりなさい」と快諾してくれました。

女医のいない外科では、何をやっても〝女性第一号〟となります。本当にパイオニアとして、いろいろなことに挑戦してきました。

1951(昭和26)年 23歳
東京大学附属病院第三外科へ配属され約8年勤務
その後病理学を研究

1967(昭和42)年 39歳
結婚。宮崎県延岡市に移住
その後離婚して東京へ戻る

1973(昭和48)年 45歳
再び宮崎県延岡市へ
井上医院を開院

2008(平成20)年 3月 80歳
井上医院　閉院

2008(平成20)年 5月
吉田病院へ勤務
現在に至る

(2019年現在　91歳)

終戦で女性が勉強できる時代に。何て素晴らしい！と叫びたかった

私は農業を営む父と、助産師として働く母のもとに、１９２８年（昭和３年）広島県福山市で生まれました。しかし3歳のときに両親が離婚。私は母とともに伯父を頼って台湾へ渡りました。台湾で住んでいた家の隣が病院で、そこのお医者さんを見ているうちに「自分も医者になりたい」と思ったのが、医学の道を目指すきっかけです。

終戦後、引き揚げ者としてどうにか台湾から生まれ故郷の福山に、帰り着きました。そのまま早々に東京に向かい、東京女子医専へ入学しました。まだまだ戦後の混乱が続く、１９４５年（昭和20年）のことです。焼け野原の広がる東京は殺伐としていましたが、勉強できることの喜びと希望で、一人ぼっちでしたが不安など1ミリもありませんでした。

3歳から女学校卒業までは、台湾で過ごす

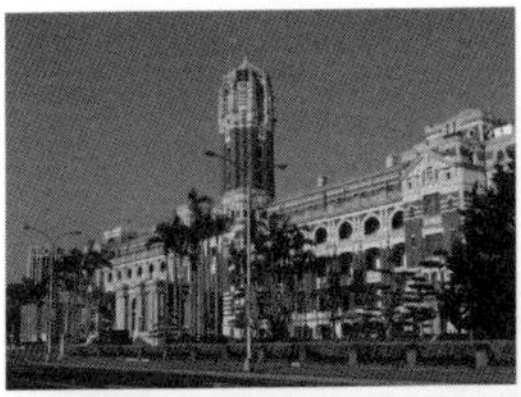
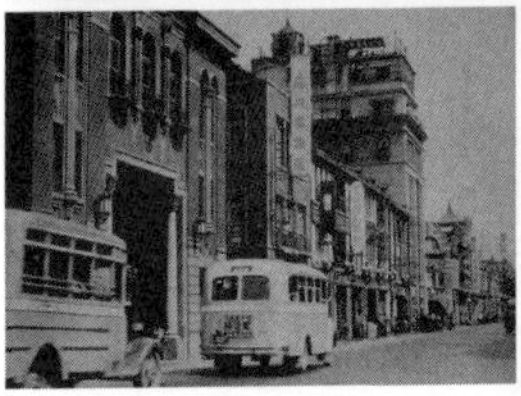

(上) 台北市に設置された台湾総督府本庁舎。今でも中華民国総統府として使用されている。(下) すでに近代化されていた昭和初期の台北市の街並み。

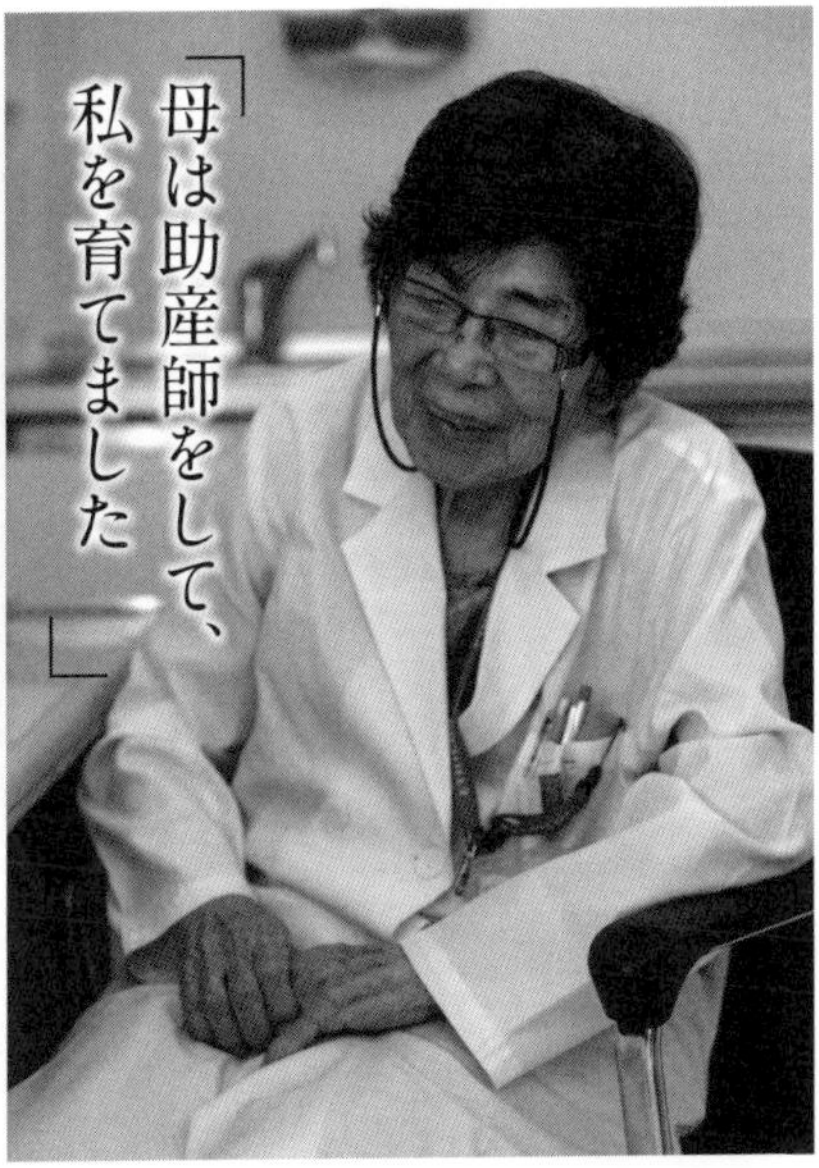

上京した年の12月には、男女間教育の機会均等、教育内容の平準化などをねらいとした、「女子教育刷新要綱」が閣議決定。これ以前は、学校制度や教育内容に男女差別があり、女性の大学進学はほんのわずか。優秀でも女性には、勉強する機会すら与えられなかったのです。

しかし法的には世の中は男女格差が解消されたとはいえ、社会一般はもちろん、医療現場にも女性蔑視がある時代でした。

延岡の人情と自然に魅せられました

東京大学附属病院では、第三外科からその後病理学へ異動し、約10年間勤務しました。20代、30代は仕事に邁進しましたが、学ぶこと、知ること、やがて教えることが増え、楽しい時間でした。忙しさに好奇心が勝っていたのか、疲れはまったく感じませんでしたね。

この頃、教授から助教授にならないかと打診されましたが、結婚を考えていた時期でもありました。迷った挙句、40歳の時に宮崎県延岡市の開業医と結婚しました。相手は再婚で3人の子供がいましたが、子供たちとも仲がよく、とても幸せでした。

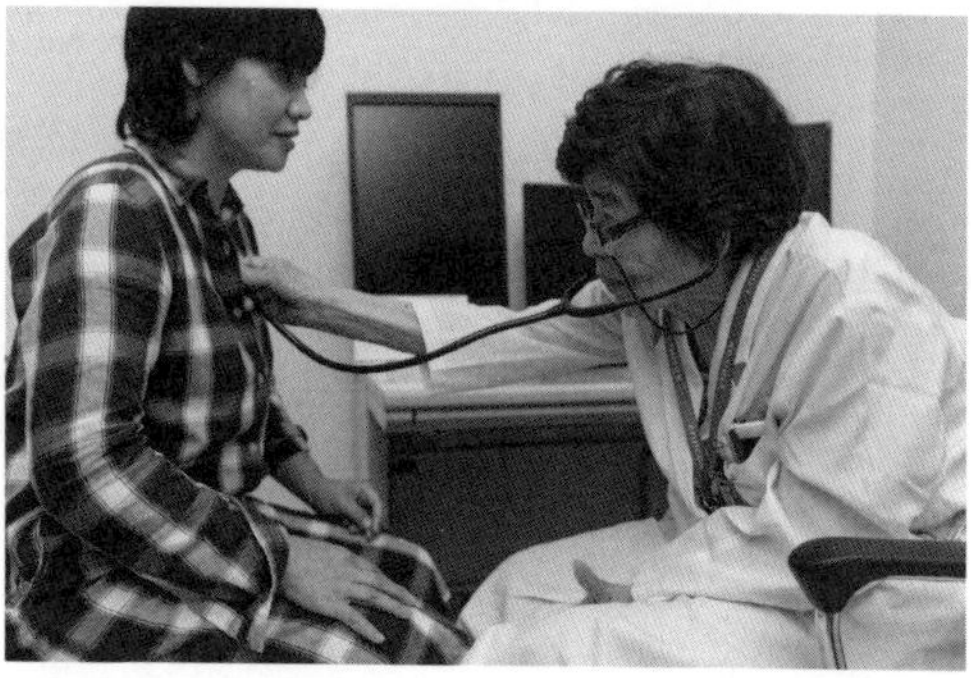

延岡では外科ではなく、総合内科医として地元の患者さんを多く診察。かかりつけの患者さんも多い。

井上清美先生

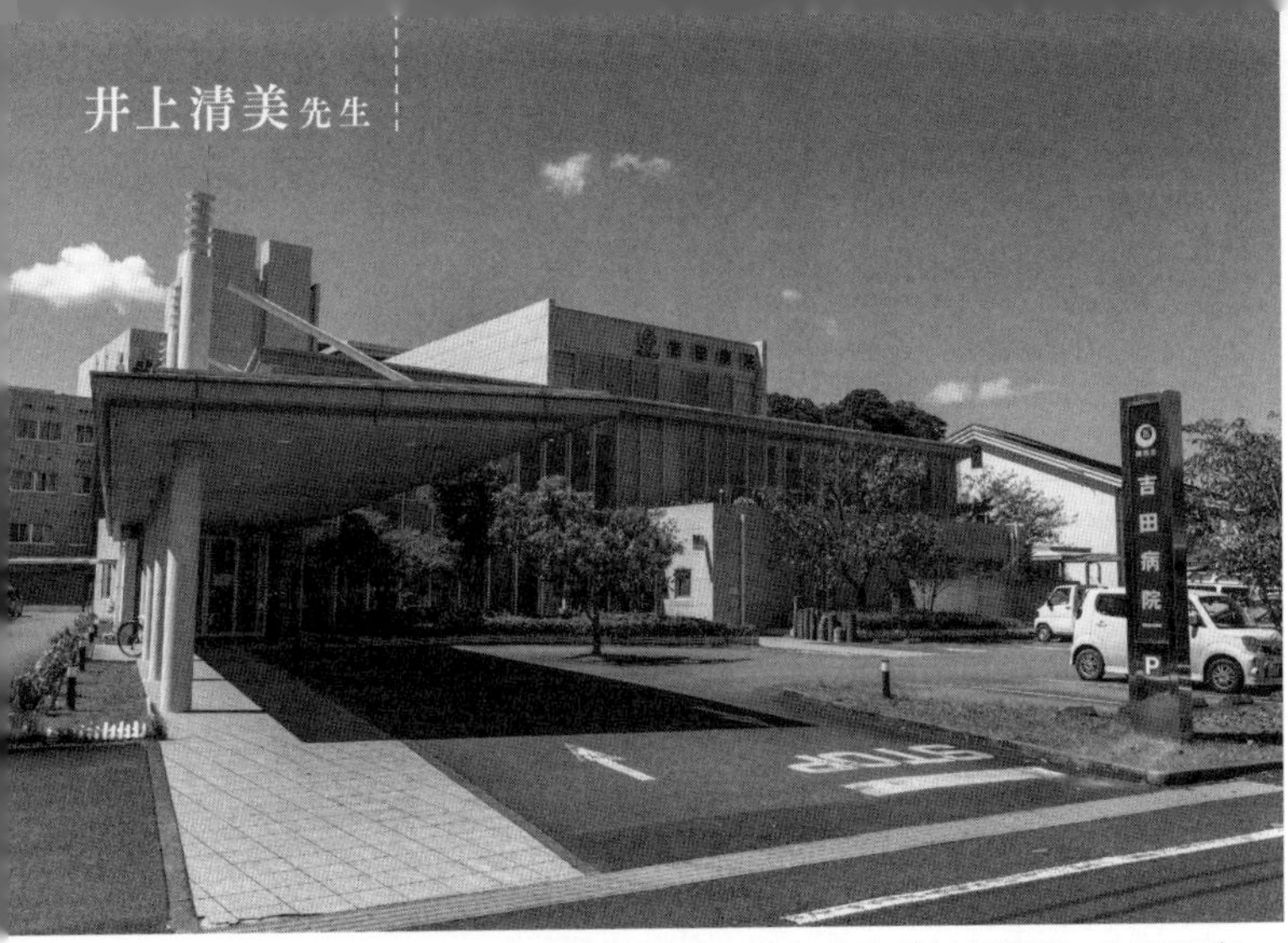

井上先生が勤務する吉田病院。現在は認知症や精神科医療、内科診療で名高い。周辺には障害者支援施設、グループホームなどを併設する。

でも結婚生活は3年で破綻し、私は東京へUターン。東京に帰ってみると、まるで砂漠のような毎日でした。

心身ともに疲れてしまい、2年後には再び延岡へ戻りました。45歳の時に井上医院を開き、35年間続けました。閉院後、今の吉田病院にお世話になっています。

子供たちとは今でもよい付き合いが続いていて、娘の一人は女医となり、今の病院に誘ってくれたのも、彼女なんです。だから今は同僚です。

この土地の山と海、豊かな自然と厚い人情に、私はすっかり魅了されたのです。

パソコンで医療現場の体験記をまとめるのに忙しい日々

今はパソコンでカルテなどを作成するので、使えないと仕事になりません。同僚に手伝ってもらう場合もありますが、キーボードとのつき合いは古いんです。タイプを打っていた時代も含めると60年くらい。

とくに病理学をやっていた頃は、英語かドイツ語でのレポート提出は必須。私は独文タイプで、資料を作成していました。今はパソコンに変わりましたが、キーボードを打つのは相変わらず早いです。スマートフォンも使っています。

パソコンは仕事だけでなく、プライベートでは自分の70年近くに及ぶ医療現場の記録、歴史を残す回顧録のためにも使っています。今まとめているのは、１９５０年（昭和25年）世界で初めて胃カメラを開発された宇治達郎先生のこと。東京大学医学部付属病院第三外科のインターン生時代にお世話になった恩人です。

宇治先生はカメラ好きで、ある日「１㎝四方のカメラを飲んで、胃の内側を調べたいんだよ」と、唐突につぶやきました。無謀過ぎる話に驚きましたが、研究や実験を重ねて、多くの人の病気発見につながる胃カメラを誕生させたのです。

長い医師生活は、日本の医療の進歩とともにありました。それらを近くで見てきた者として、真実を残したいと書いています。

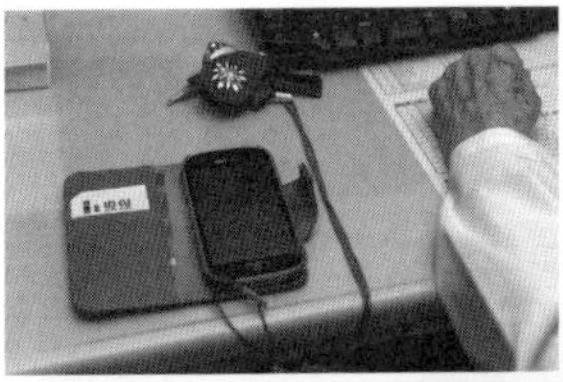

パソコンの傍らにはスマホ。現代の若者と変わらないアイテムがデスクに並ぶ。キーボードもマウスも難なくこなし、手先を使うと脳の活性化になるという。

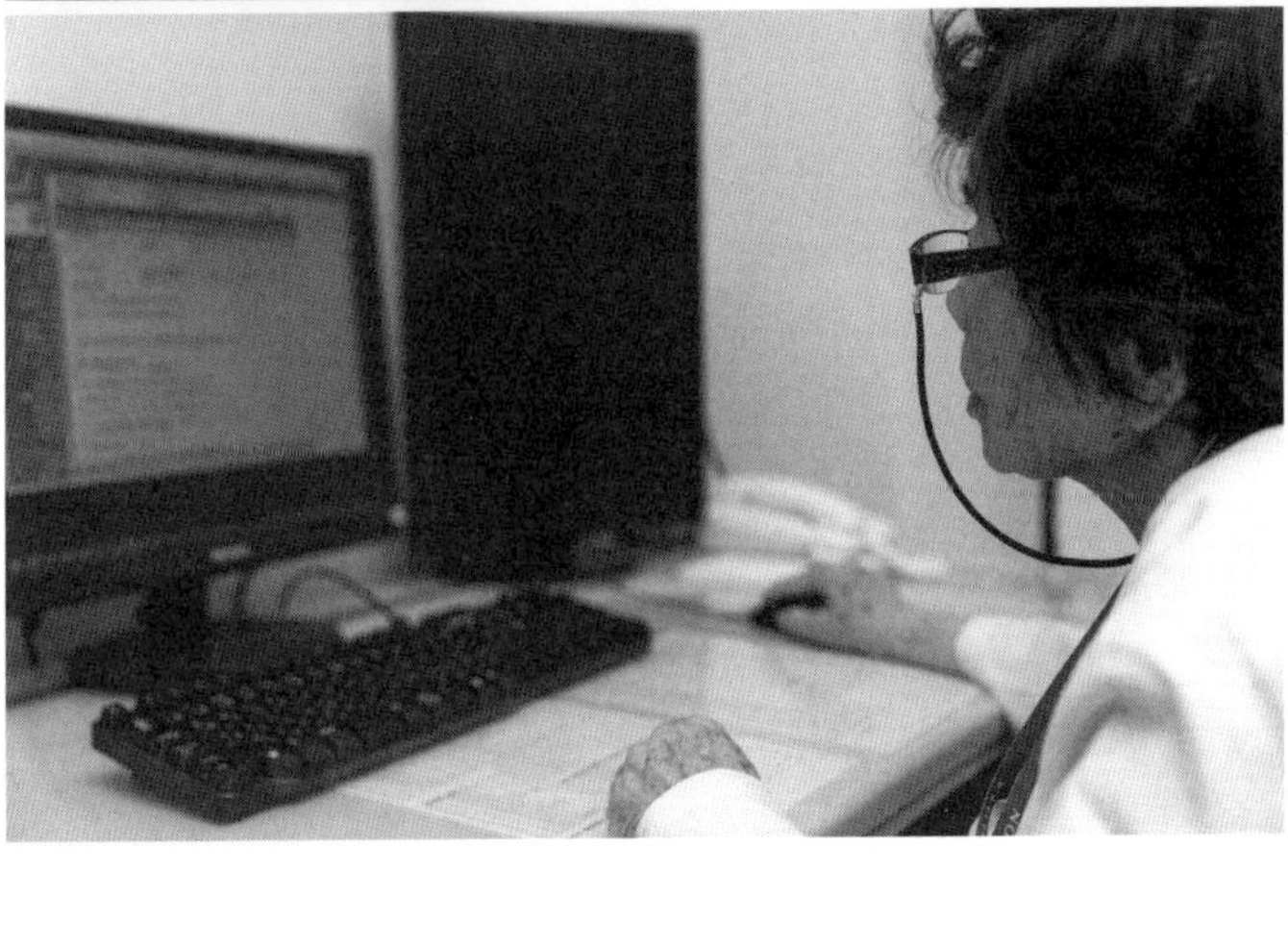

井上先生の一日

5：30
6：00 **起床**

7：00 **朝食**

洗顔、歯磨き、お化粧をすませてから、朝食。起きてすぐでも、食欲はモリモリ！

7：50 **タクシーにて出勤。**
勤務は月、火、水、木の週4日

9：00

勤務地の病院は郊外にあるため、タクシーで週4日通い、フルタイム働きます。

10：00

11：00

12：00 **昼食**

診療で座っていても、脳を使うとお腹は減るもの。病院の食堂メニューがおいしい。

13：00

14：00

15：00

16：00

17：00 **帰宅**

夕食を食べてゆったりリラックスタイム。翌日に、疲れを持ち越さない主義。

18：00
18：30
19：00 **夕食**

20：00

21：00

22：00 **就寝**

若い頃は朝からステーキを食べていましたが、今は夜にいただきます。

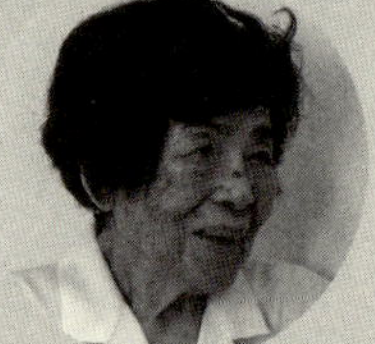

たんぱく質はたっぷりと！元気の源！お肉はかかせません

起床から就寝まで、一日のタイムスケジュールはほとんど変わりません。食事もきちんと3回いただきます。

外科医だった頃は長時間の手術を一日に数件こなしたり、不規則な生活が続いていました。体力勝負の生活では、たんぱく質を積極的に摂ることの重要性を、痛烈に実感。食べると元気になることが、わかるんです。当時は、朝からステーキを食べたりしていました。

歳を重ねるごとに筋力や代謝は落ちるからこそ、たんぱく質摂取が大切と考えています。たんぱく質は筋肉、骨、内蔵や血管、皮膚や髪の毛、血液など体の重要な組織を作る大切な栄養素ですが、自分では作ることができません。だから食事で積極的

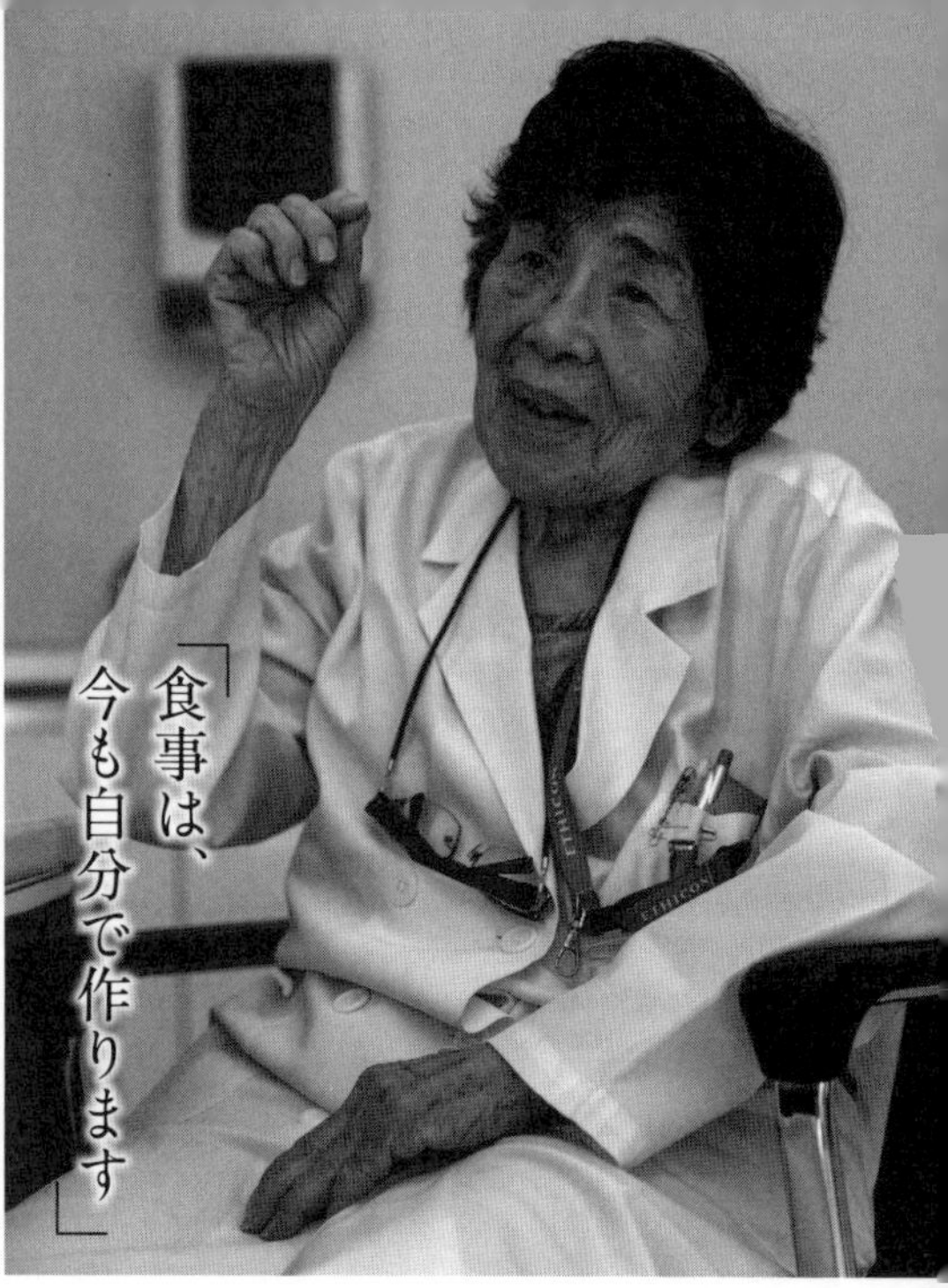

に摂るようにしています。

たんぱく質を多く含む肉、魚、卵、乳製品、大豆などを、3食でまんべんなくいただきます。朝は卵と牛乳、夜は肉、昼には魚といった感じです。

小さい頃から好き嫌いなく、何でも食べてきました。その効果か、小学6年生の時には当時としては体格がよく、健康優良児に選ばれました。

嫌いなものはないのですが、好きなものはやっぱり牛肉。宮崎県は牛肉がおいしい。国内外でも最高の評価を得ているブランド牛ですからね。

延岡に住み着いて、よかったと感じる条件のひとつかもしれません。今は脂身の少ないヒレ肉が一番好き。よい牛肉をまとめて買って冷凍しておき、ステーキに。もちろん野菜をサラダや温野菜にしたり、海藻類を合わせることも忘れません。

昼食は病院の食堂で。働いて体力を使うのでしっかりと食べます。食堂のメニューの一番のお気に入りはうな丼です。

そして元気が足りないなと感じたときは、手軽に食べられるチーズなどをおやつがわりにします。炭水化物もエネルギー源ですから、白米やパンもいただきます。

食事は自分で作っていますが、お料理を習っている暇もなかったので、上手ではありませんね。作るのが嫌になるときもありますが、「たんぱく質を摂らないとなぁ」と思うんです。体がたんぱく質を要求しているのでしょう。

お酒は缶ビールならば1缶、ワインはグラス1杯くらい飲みますが、どうしても飲まなきゃいけないってことはありません。お付き合いや気分次第です。

今は母も亡くなり、気ままなひとり暮らし。宮崎県は台風が多く、「一人で怖くないですか?」と聞かれることがありますが、私は全く怖くないんです。戦争を知っているから。私が生まれた広島県には原爆が投下され、多くの方が犠牲になりました。命が一瞬にして消えてしまう戦争が一番怖いです。戦争は絶対、絶対にいけません。

食

たんぱく質が元気の素と語る、井上先生。
一日の食事を拝見すると、3食はもちろん、
おやつにもしっかりたんぱく質をとり入れています。

朝食

必ず白いごはん、牛乳、卵を食べます

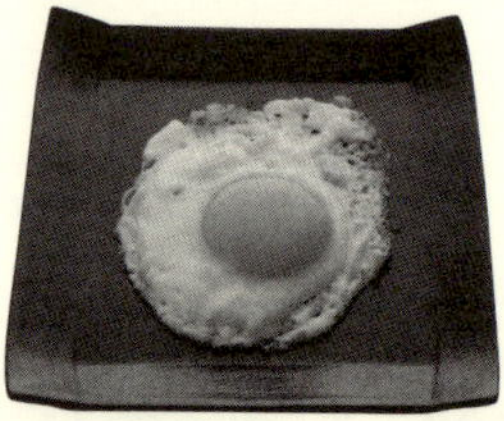

一日のはじまりの朝食には、たんぱく質がとりやすく調理がしやすい卵を、野菜と合わせて必ず食べます。エネルギー源の白米も合わせて。仕上げには牛乳を1杯！

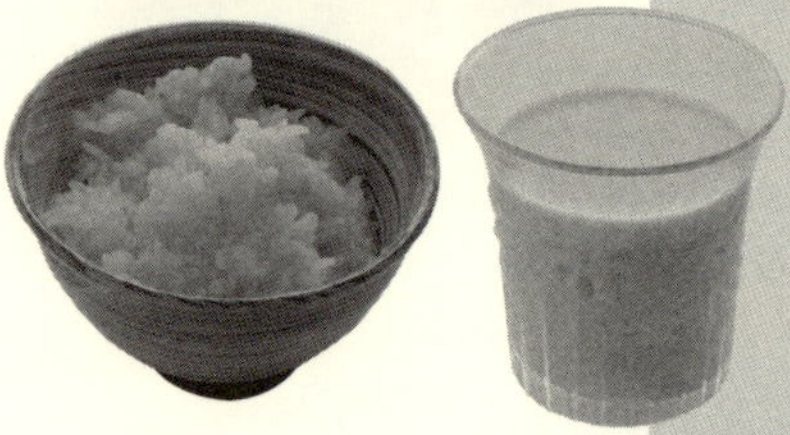

昼食

お昼もしっかりスタミナ補給

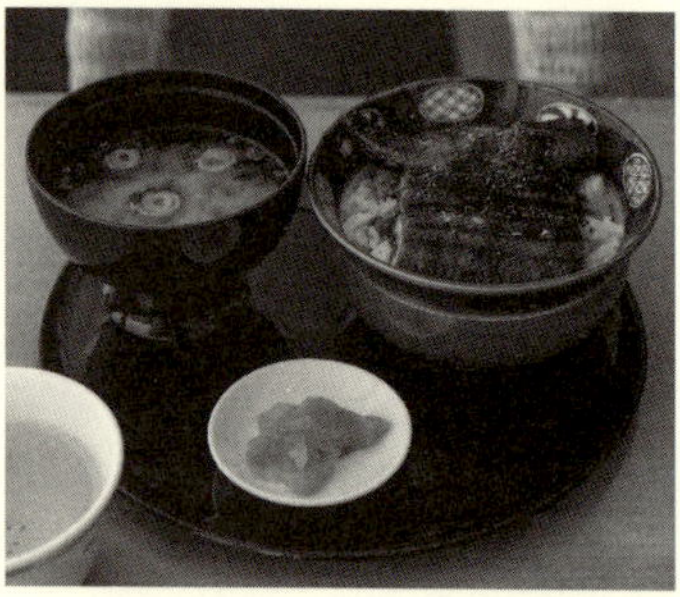

朝から働くと12時にはお腹はペコペコ。病院内の食堂に向かい、たんぱく質の多いメニューを選んで完食です。きちんと栄養計算されているので、体調管理にもつながり、助かっています。午後の診療も疲れ知らずです。

井上先生の健歳

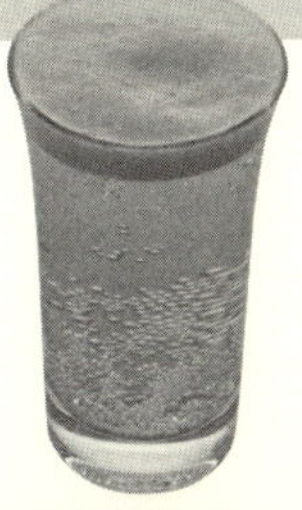

夕食

宮崎牛と赤ワインやビールをゆっくりとただきます

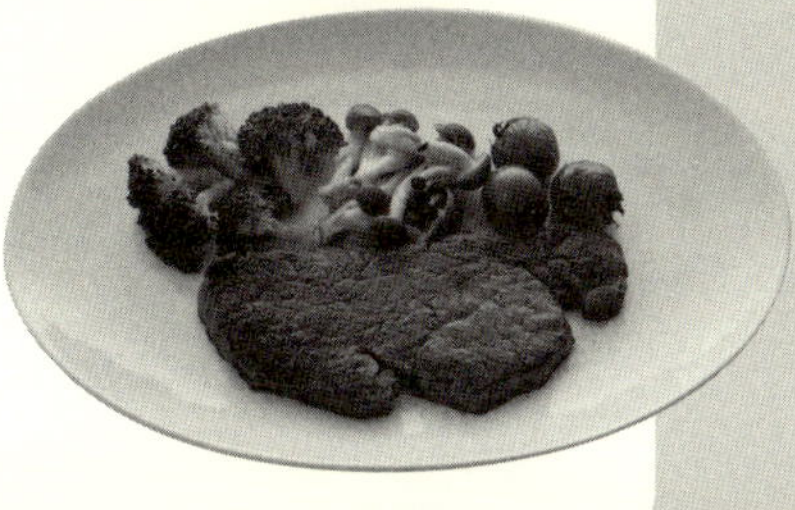

帰宅後、疲れていて料理を作るのが面倒なときこそ、ステーキにしてしまいます。お酒は気分をリフレッシュしてくれるので、ビールや赤ワインをたまに飲みます。

疲れたときも

手軽に食べられるたんぱく質を補給

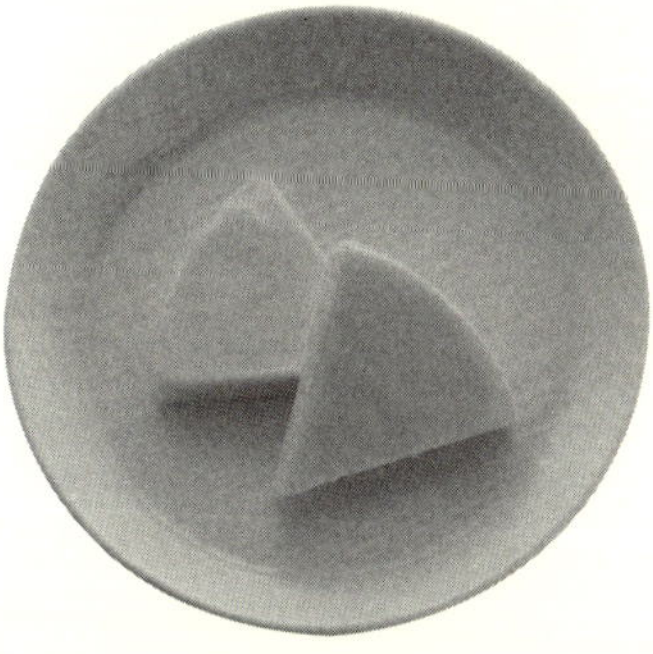

仕事中に疲れているな、元気がないなと感じたら、チーズを少しだけ口に放り込みます。食べやすくてとても便利なので、常備品です。甘いものは、昔からあまり食べません。

老いる方法

おしゃれ

［歳をとるほどに美しい色を］

**白衣から除くセーターが鮮やかで、
おしゃれが好きで、気を使っている
ことが一目瞭然でわかります。**

井上先生のスタイルブック

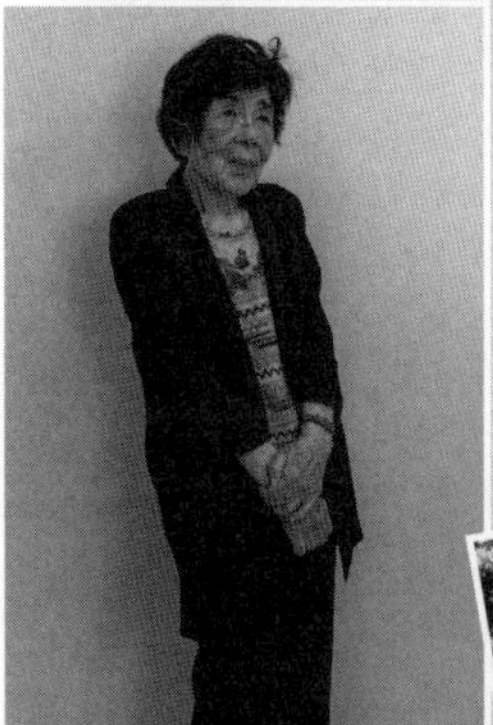

ファッション

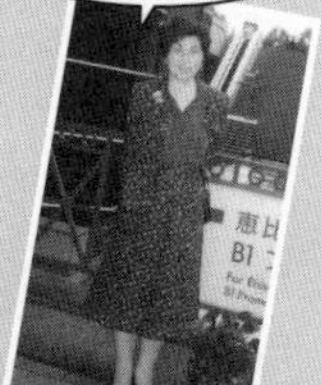

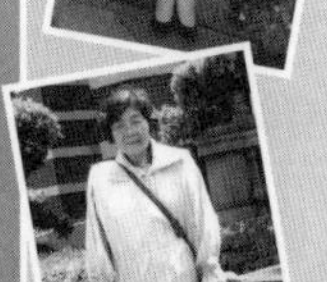

忙し過ぎた若い頃はオーソドックスでおとなしめの装いが多かったですが、だんだんと楽でありながら彩りがきれいなものを着るようになりました。似合っているといわれるとうれしくなります。

メガネ

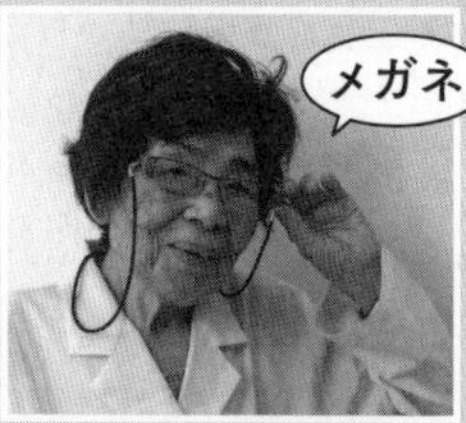

診察時のメガネはやさしく、明るい印象を与えるフレームに。

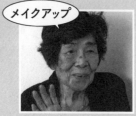

メイクアップ

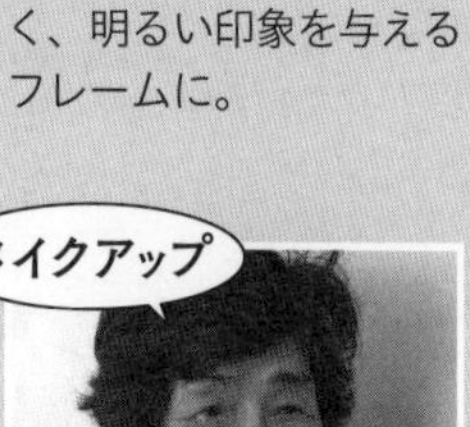

ナチュラルメイクですが、口紅は少し鮮やかな色を選びます。

井上先生に学ぶ! おしゃれに

「肌がきれいですね」とよくほめられます。でもお化粧はしていますが、そのほかに特別なケアはなにもしていません。強いて言えば朝は5時半に起きて、夜は必ず10時に寝るという規則正しい生活がよいのかも。そして昔から体の疲れと心の悩みを次の日に持ち込まないようにしていますが、これも肌に表われているかと思います。

今も月、火、水、木と勤務し患者さんと向き合っていますので、身だしなみには気を使っています。美容院には月に一度行きますが、いつも美容師さんに「髪が多いですね〜」と言われます。

洋服は、忙しいですから自分で洗えてシワにならないのが一番。さらに診療中は座ったままですから、軽くて着やすいものを選びます。その点では三宅一生さんの服が好きで、今日の洋服は10年前のもの。流行に関係なく着られるのも魅力です。

おしゃれをすると気分が高まりますから、いくつになっても楽しみたいですね。歳をとったからこそ、きれいな色を選ぶようにしています。

井上清美の大養生訓

一、起床と就寝の時間を守り、規則正しく
一、自分に合った環境で、仕事をすること
一、食事はたんぱく質をたっぷりとる
一、おしゃれ心を忘れず、明るく
一、疲れや悩みを翌日にもち越さない

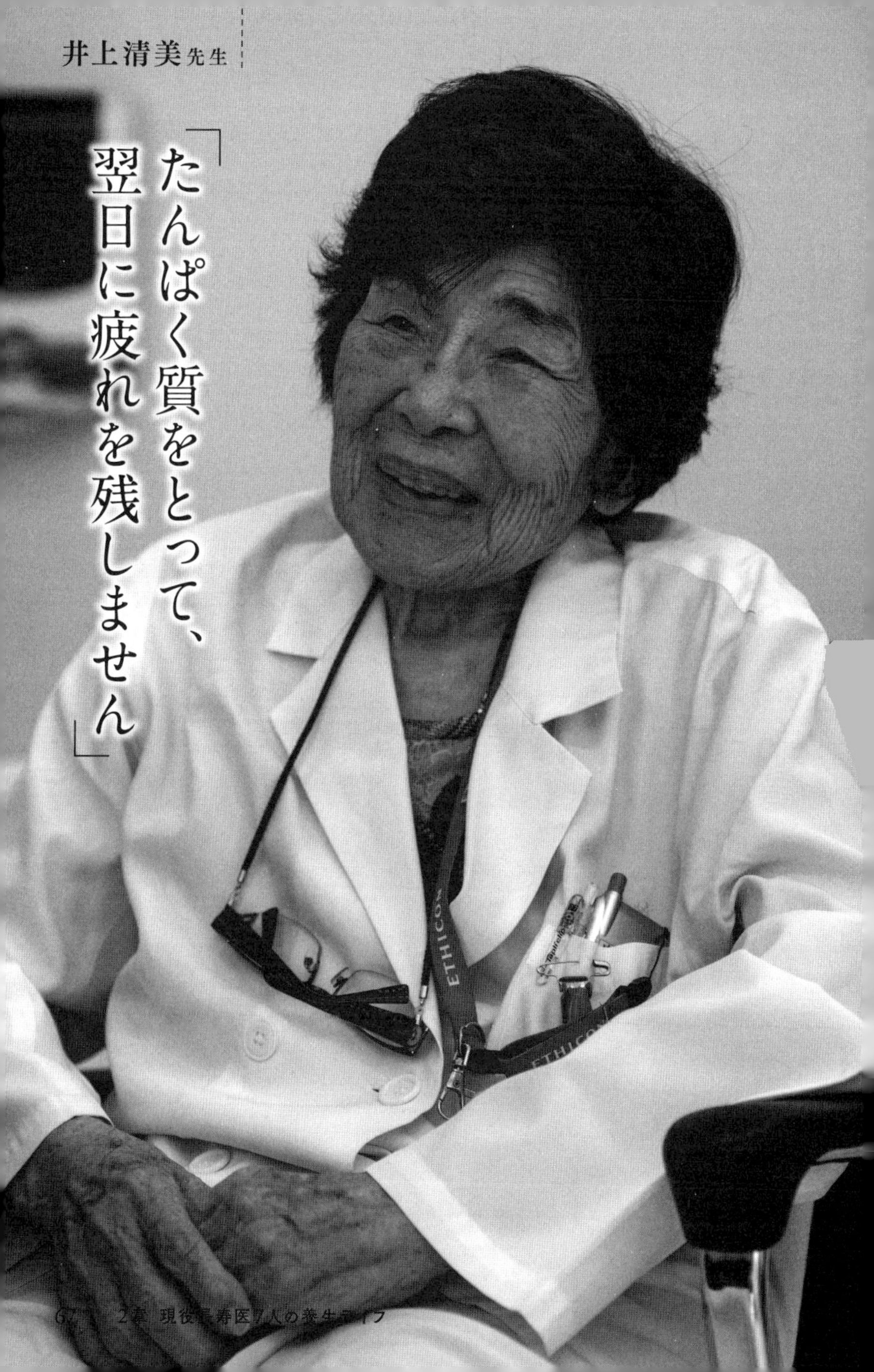

井上清美先生

「たんぱく質をとって、翌日に疲れを残しません」

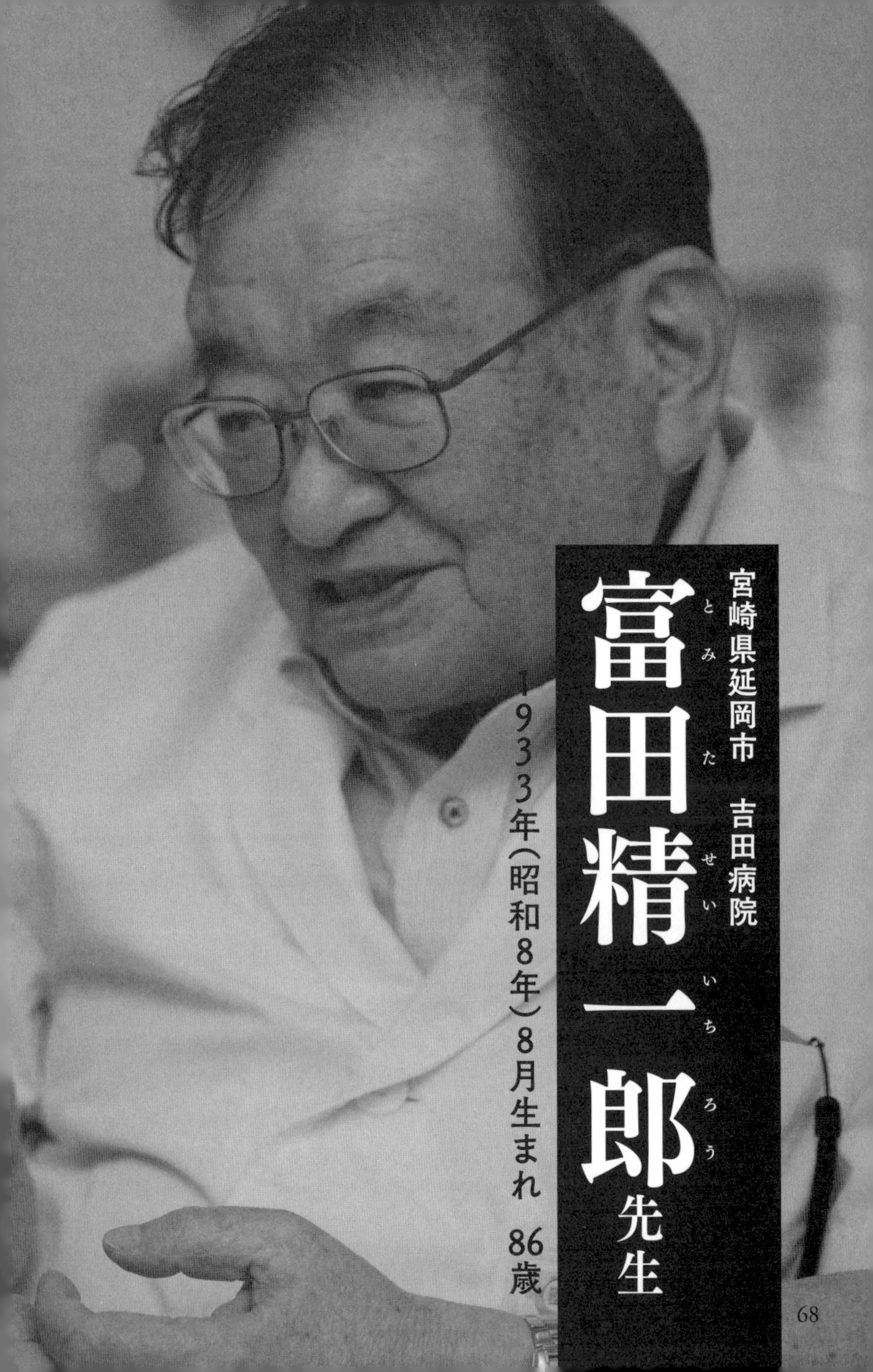

宮崎県延岡市　吉田病院

富《とみ》田《た》精《せい》一《いち》郎《ろう》先生

1933年（昭和8年）8月生まれ　86歳

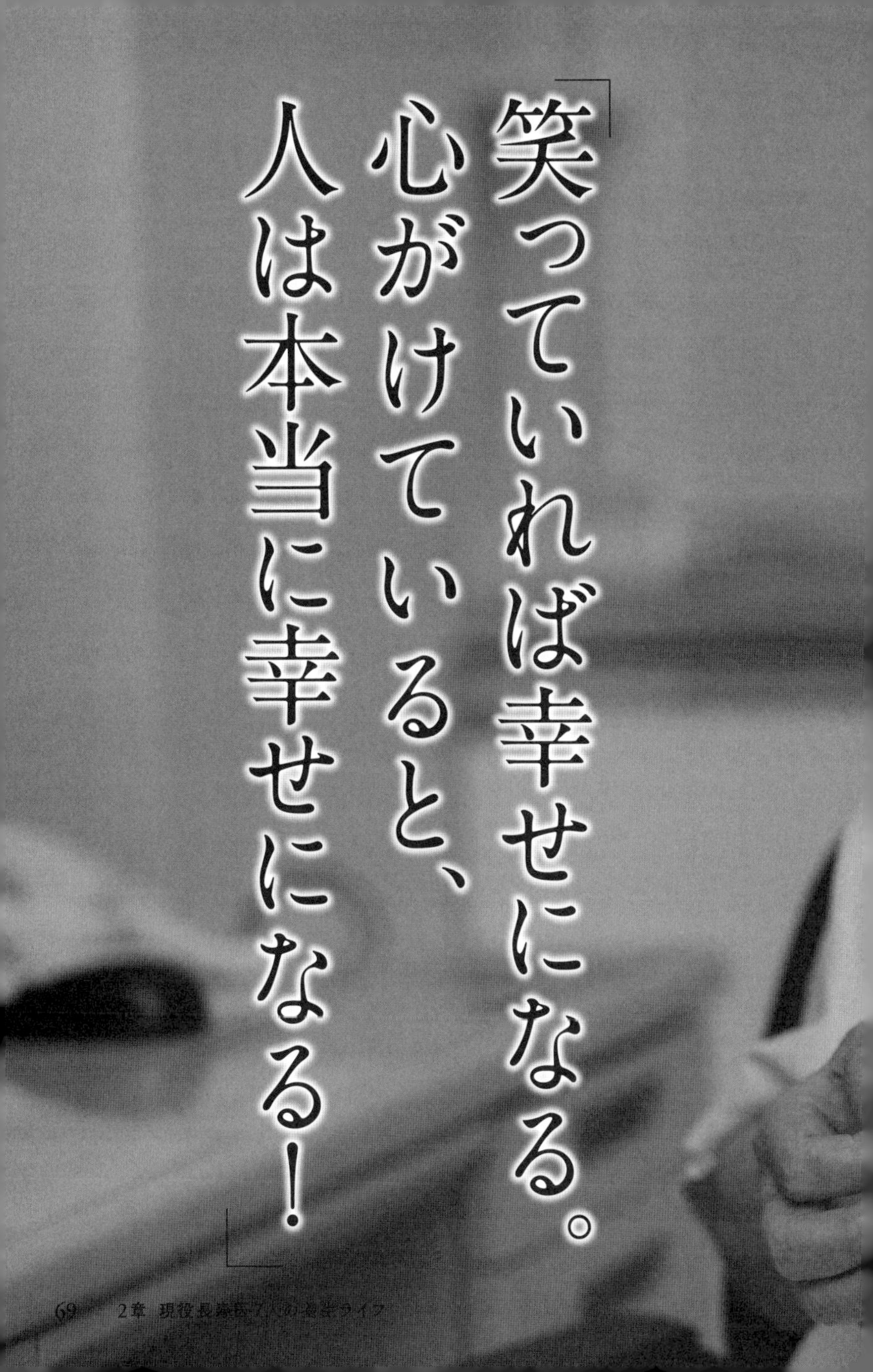

「笑っていれば幸せになる。
心がけていると、
人は本当に幸せになる！」

延岡と熊本を行ったり来たり。今は延岡に根づいて40年です

延岡市は戦前より化学の工場が立ち並び、その高くそびえる煙突がシンボルです。その街で人生の大半を過ごし、長年医療に携わってきたのが、富田精一郎先生。井上清美先生の同僚であり、昼食の友です。

僕の生まれは熊本で、小学校に入る前に父の勤務先であった宮崎県延岡市に移住しました。父は旭化成の工場内の病院で外科医でした。

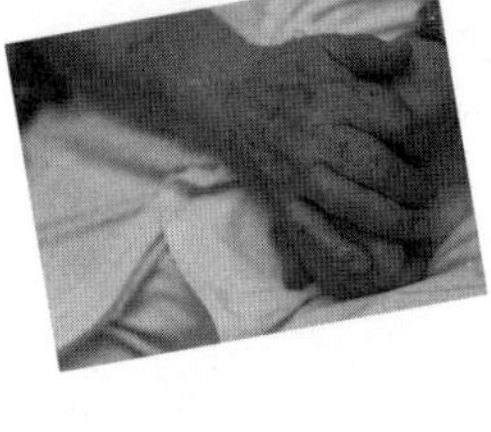

富田先生の人生カルテ

1933（昭和8）年 8月
熊本生まれ
3歳で宮崎県延岡市に移住

1944（昭和19）年
熊本県宇城市へ疎開
11歳

1949（昭和24）年
高校入学とともに延岡市へ
16歳

小学校5年生の時に戦争が激化し、母の故郷の熊本県宇城市に疎開。延岡は旭化成が戦時中軍用火薬の製造を重点的に行っていたため、1945年（昭和20年）6月29日の『延岡大空襲』では、多くの人が犠牲になり、延岡の市街地は焼き尽くされました。

延岡に戻ったのは父が外科医を開業した時で私が高校入学する年です。高校生活を延岡で過ごし、大学は土地になじみある熊本大学へ。大学院まで進み、卒業後10年くらい熊本大学病院に勤務しました。

その後岡山大学に約6年間勤務し46歳の時に父親のいる延岡に帰郷。それから、ずっと40年延岡で生活しています。

年	出来事	年齢
1963（昭和38）年	熊本大学大学院医学部卒業	30歳
1973（昭和48）年	岡山大学医学部寄生虫学教室の助教授に	40歳
1979（昭和54）年	宮崎県に帰郷し、門川町田中病院勤務	46歳
1999（平成11）年	ハーティークリニック開業	66歳
2014（平成26）年	吉田病院勤務	81歳
2016（平成28）年	妻死去	83歳

（2019年現在　86歳）

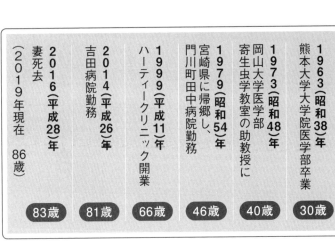

脳波→寄生虫→精神科を研究。とにかく突き詰めるのが大好き

医者になろうと思ったのは、父が外科医で、先祖代々医者の家系だったから。自然と医者を志し、その道しか頭にありませんでした。

熊本大学の大学院時代に、熊本県八代市の精神科でアルバイトをしたことがありました。「精神科がおもしろい！」と思ったのは、この時からです。その頃には脳波を調べる機械ができていて、アルバイト先の病院でも購入が決定。私はアルバイトにもかかわらず、脳波の研究をやり出しました。探求心が強く、ある程度まで極めないと納得しない厄介な性格なんです。

その後、助教授として赴任した岡山大学では、寄生虫学教室で、どうして虫が人間に寄生するのか、どういうメカニズムで病気を発症するのかを調べていました。おも

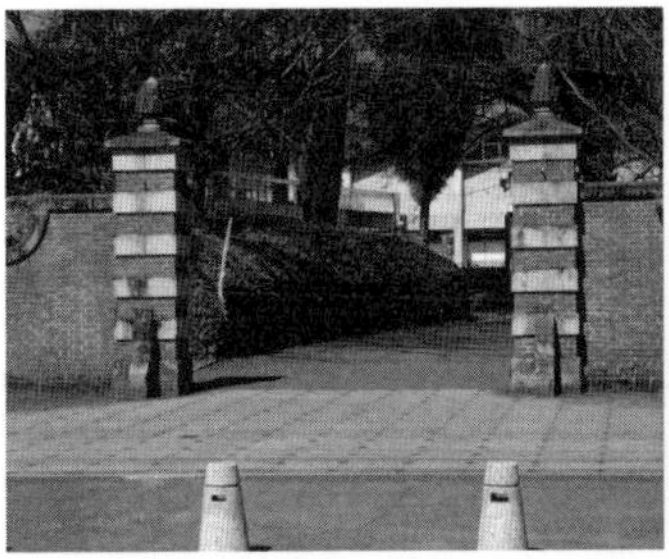

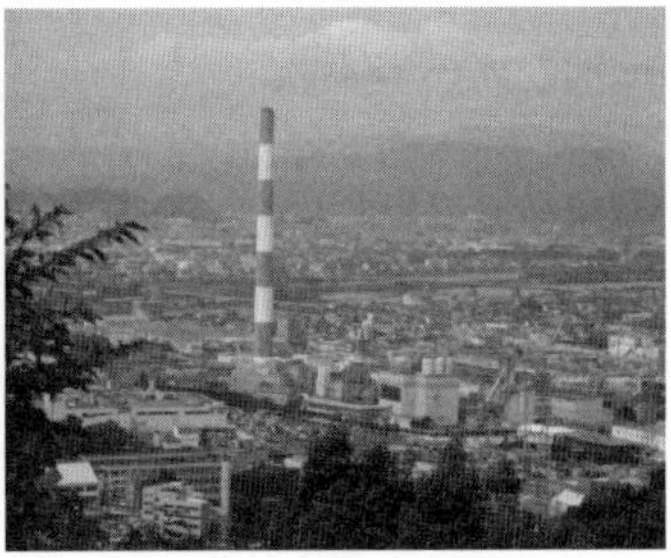

（左）富田先生が青春を謳歌した熊本大学。（右）今も煙突がそびえ立つ延岡の中心地。富田少年が見上げた頃と同じ風景。

しろいことに寄生虫は人間に寄生して生きていきますが、人間を殺してしまおうとはしない。寄生主の人間を殺してしまうと虫自身が死んでしまうので、共存共栄を守っているのです。

結局は人間の研究で、虫の研究ではありませんでした。寄生虫が思いやりと助け合い精神を持てと、人間界に警鐘を鳴らしているようにも思えました。

やがて初心の目標に戻り、精神科の専門医の道へ。治療は僕なりに工夫し、無理がないように患者さんと接しています。患者さん自身が考えて、納得して治療し、患者さんに答えを出してもらいます。これをサポートするのが僕のスタイルです。決して押しつけるような治療はしません。そうしている中で患者さんが変わっていくのは、うれしいものです。

父の教え「泣くよりも笑う」が人生でも治療でも大前提

父は太平洋戦争に出征しましたが、ありがたいことに無事生還しました。出征する日に「万歳」と日の丸の小旗を振って見送ったのをよく覚えています。

その時あいさつに立った父が、大勢の人を前にして「みなさん、笑みを忘れた国は滅びます」と堂々と言い放ちました。言論の自由がなかった時代、お国の為に少しのためらいもなく命を捧げるという思想を植え付けられていた時代、「欲しがりません勝つまでは」がまかり通っていた時代です。僕はそんなことを言った父が、憲兵隊から引っぱられるのではないかと、真っ青になり心臓をドキドキさせながら見送りました。

父も相当の覚悟をもって発言したのだと思いますが、その言葉は僕の中でずーっと底流となり脈々と生き続けました。今でもそうです。「泣くよりも笑う」「笑っていればなんとかなる」が私の信念です。

患者さんと向き合うときも「どうしました?」と深刻そうな顔をするよりも、笑えるような、幸せを感じるような話をするように心がけています。無理にではなく、いつの間にかそうなっているんですけどね。長年笑っているうちに、僕にとってこれが自然なスタイルになりました。

不思議なもので、笑っていると自然と幸せな気分に満ちあふれて、今まで苦手だった人を好きになったり、辛かった仕事が楽しくなったりと、前向きになってくるものです。そして自分だけなく、ほかの人も幸せでいて欲しいという気持ちになっ

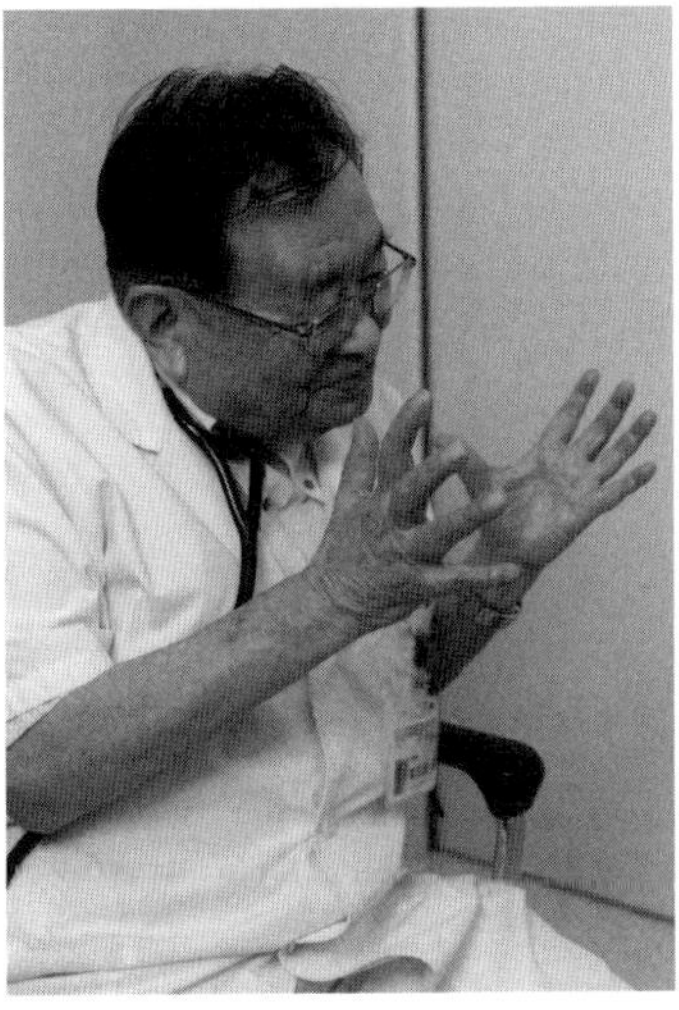

父の笑いと幸せの話は、僕の人生の一番の教科書です。患者さんやスタッフが楽しくなるような話題を考えていると、脳が若返ります。

てきます。この思いがあれば、国も人も共存共栄できるということを、父は言いたかったのでしょう。

人は幸せを感じると、セロトニンやオキシトシンという〝幸せホルモン〟といわれる物質を出します。このホルモンは気持ちを穏やかにするだけでなく、免疫力のアップや脳の活性化、さらには肥満予防などの効果があると、現在注目されているものです。この効果で僕は元気なんです。

今から75年近く前の父は、医者であってもそこまでは知らなかったと思います。しかし、笑うことで幸せになることを感じていたことは事実です。父の教え、言葉は正しかったと、あの日旗の波の中でおびえた少年の自分に、語ってあげたいですね。私の医療の源は、父であるのですから。

父とは同じ医者でありながら、ずっと別々の場所で仕事をしていました。そんな中、1979年(昭和54年)岡山大学医学部寄生虫学教室の助教授として勤務している時、アメリカで研究しないかと、東京大学から誘われました。しかし、「臨床がしたい」という思いが強く、迷った挙句、父親に相談し宮崎に帰りたい気持ちを伝えました。

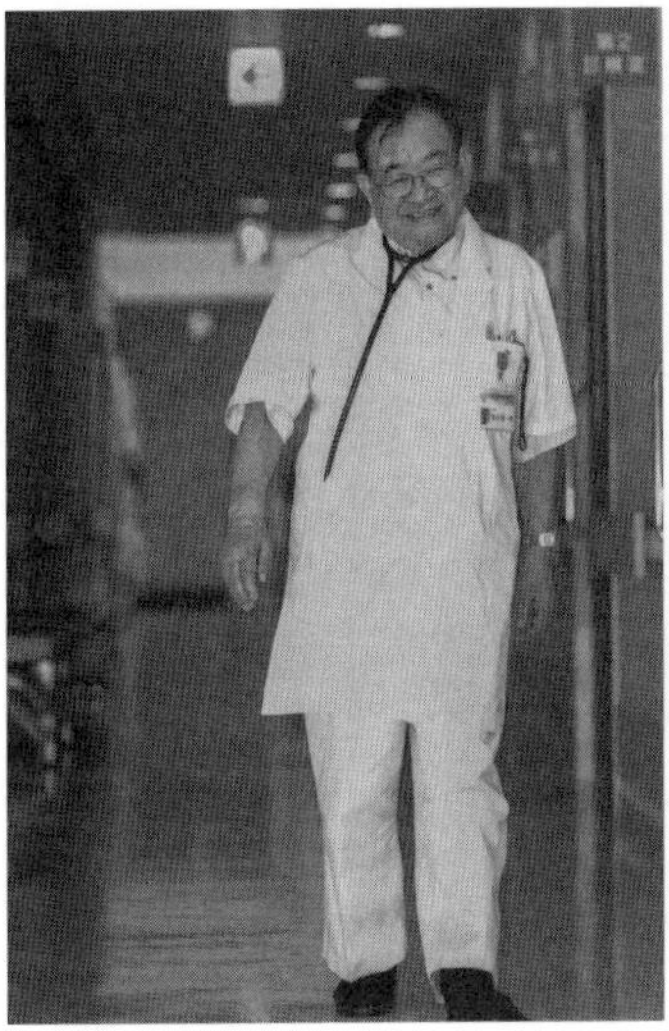

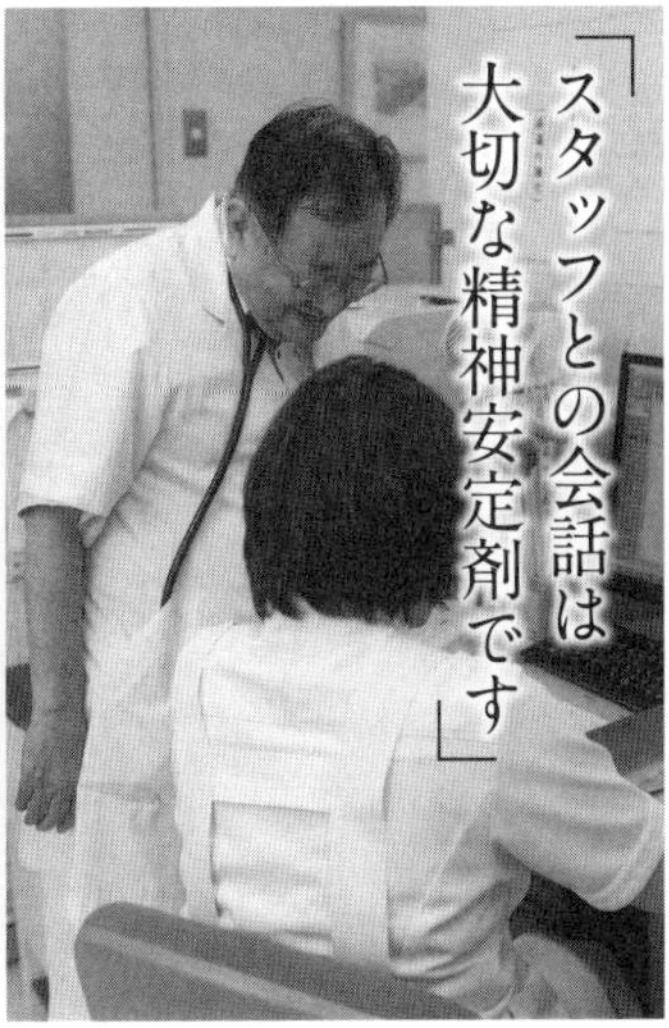

すると「うん、帰ってきてくれるかい?」とうれしそうなひと言。父は僕にずっと帰ってきて欲しかったんですね。

僕が宮崎に帰省したその数年後、父親は安らかに亡くなりました。あの時アメリカに行かず、父の元に戻ったことを後悔したことはありません。これが僕の唯一の親孝行です。

その後、66歳のときに延岡で『ハーティークリニック』を開業し、約15年笑いと幸せの診療を続けました。

2014年からは現在の吉田病院に勤務し、週4日働いています。院内を歩き、スタッフと話してパワーをもらいます。

医者と主夫のかけもちですが、変わらぬ生活パターンが健康の源

幼い頃から、僕の生活には戦争がありました。小学校では〝お国の為に死ぬこと〟〝天皇陛下万歳って死ぬこと〟を教育されてきました。死ぬことは考えてきたけど、生きることは考えなかったのです。当時は、とにかく死ぬことだけを考えていました。今では考えられないでしょうが、それが普通だったんです。積極的に死ぬんじゃないけど、「生きる」というより、「死」を考えたほうが身近でした。

終戦後、進駐軍がやって来て殺されるという噂が蔓延した時も、僕は平気でした「死」ということにこだわりがなかったのです。

ですから今でも「なんとかしてでも長生きしよう」とは、考えたこともありません。ただし、守っていることはたくさんあります。

守っていることの一つに「毎朝5時に起きる」があります。そのためには毎夜22時には寝ます。この生活パターンを勝手に変えないようにしています。規則正しい生活をするのは人間にとってとても大事なことです。

２０１６年（平成28年）に妻が亡くなってしまったので、今はひとり暮らしです。近くに住む娘がサポートしてくれていますが、自分でできることはできるだけやります。掃除、洗濯、ゴミ出しと主夫でもあるんですよ。

夕食は娘が作ってくれるので、ありがたくいただきます。好き嫌いもありませんが、夕食には白米などの炭水化物は食べません。その分、お酒はいただきます。

夜の楽しみは、毎日晩酌。若い頃は酒量も多かったものですが、今は焼酎をグラス一杯だけ。焼酎は薄くしてもおいしく飲め、お湯割りでも水割りでも堪能できます。僕の基本は、焼酎２：お湯８の割合です。

朝食は自分で用意します。朝は基本的にはパンに

富田先生の家事スケジュール

◎朝食を自分で用意

◎掃除　◎ゴミ出し

◎洗濯

ただし、娘さんの
大いなるサポートあり！

スープや前日のおかず、あり合わせの材料で作る料理などを合わせます。男の料理ですから、名前がある料理ではありません。それでも里いものみそ汁は好きでよく作り、なかなかのものです。

運動は若い頃はゴルフをやったり走ったりもしていました。得意ではないんですが、体を動かすことは大好きです。今では仕事がある月~木曜日は、腹筋をしたり機械を使って足を動かす運動をしています。仕事中もいすに座りながら、足を動かすなど血流促進は心がけています。

金、土、日の休みの日は、早朝のウォーキングを1000歩~2000歩程度。運動で心掛けているのは無理をしないこと。ちょうどよい加減でやめて、がんばってはいけない。次の日に疲れを残さないことが、大切だと考えています。これは何事でも同じで、「腹八分目」の精神が健康の秘訣といえます。

こんな感じでも昨年の健康診断では、異常値0、コレステロールや中性脂肪も正常。「死」はもう少しのようです。

富田先生の一日

5：00	起床
6：00	
7：00	朝食
7：50	タクシーにて出勤。勤務は月、火、水、木の週4日
9：00	
10：00	
11：00	
12：00	昼食
13：00	
14：00	
15：00	
16：00	
17：00	帰宅
18：00	
18：30	夕食
19：00	
20：00	
21：00	
22：00	就寝

この時間に起きるために、夜は22時には床に入る。寝つきは極めて良好です。

バランスよい病院の食堂メニューで、栄養不足を補っています。

帰宅後はゆっくりと過ごす。時には娘とともにキッチンに立つことも。

夕食後は、パソコンの画面とにらめっこ。写真の画像処理や情報収集をします。

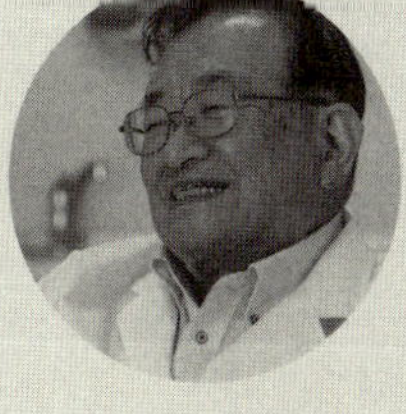

食

ひとり暮らしの富田先生は、
娘さんのサポートを受けながら自炊生活。
栄養不足は病院の食堂でカバーします。

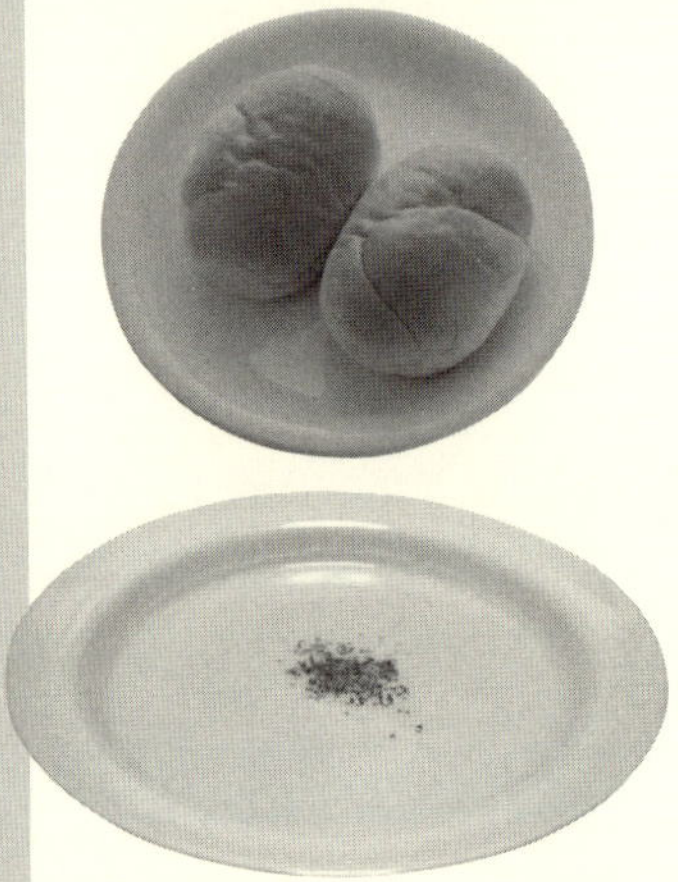

朝食

パン＋スープを自分で用意

夜は主食を食べないので、その分、朝と昼はパンやごはんを食べます。朝は自分で用意して必ず食べますが、いい加減で簡単なものばかりです。とはいえ、パンに合わせるスープやおかずは自家製です。

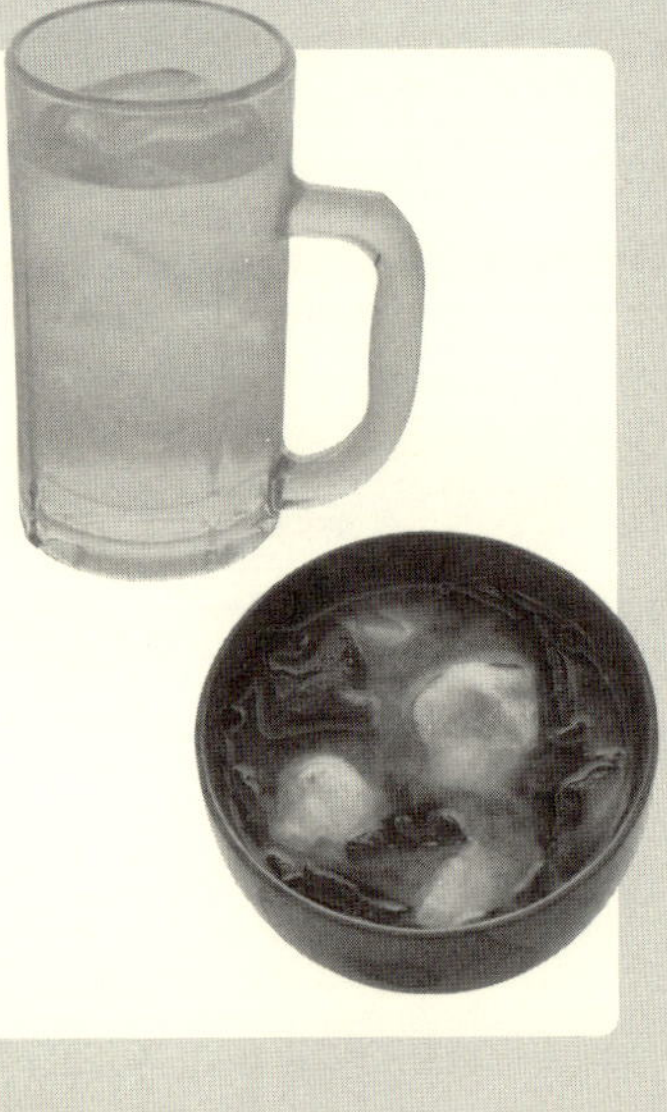

夕食

娘が作る料理と焼酎で晩酌

妻を亡くしてからは、娘の用意してくれた料理をつまみに、焼酎を楽しみます。たまに自分の食べたいものを作るため、包丁を握ることも。好物の里いものみそ汁は、自分の作ったものは一番おいしい！

富田先生の健歳

昼食

病院の食堂がごちそう！栄養バランスが整います

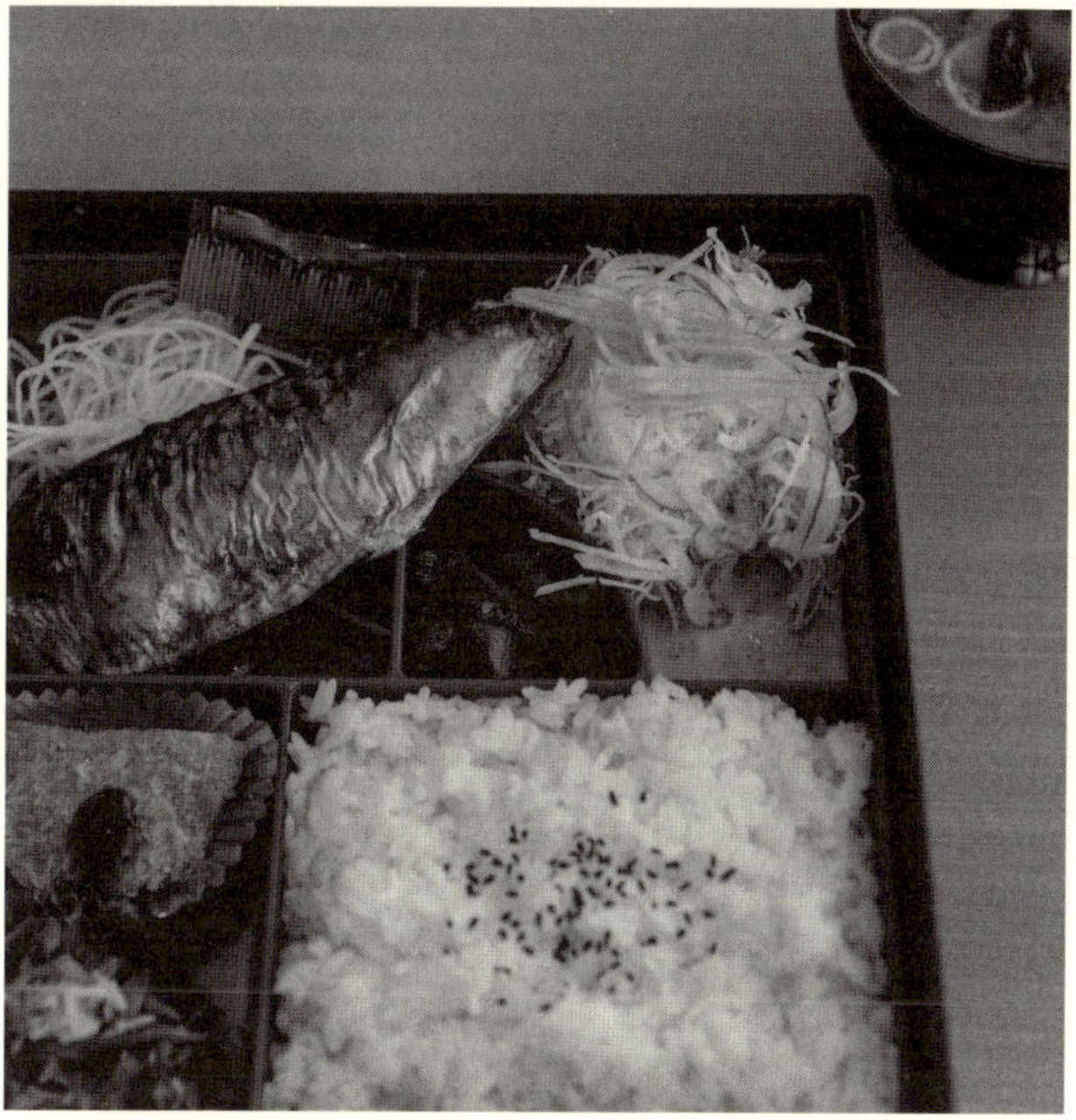

病院の食堂で摂る昼食は、たんぱく質や野菜などが入っている定食を選ぶことが多い。栄養バランスがよいので、ここで不足分を補います。

老いる方法

［ 趣味も突き詰めます ］

勉強や研究と同じように、
興味をもったらとことん追求。
趣味もつい凝りすぎてしまいます。

趣味

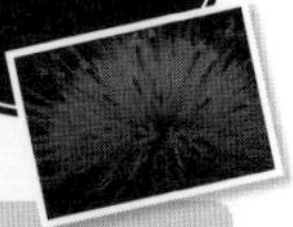

写真

今、一番の趣味は写真です。被写体はいろいろですが、とくに季節の草花をよく撮ります。花はいくら撮っても文句を言わないのが、いいですね。愛用しているカメラは使い勝手のよいキヤノンです。

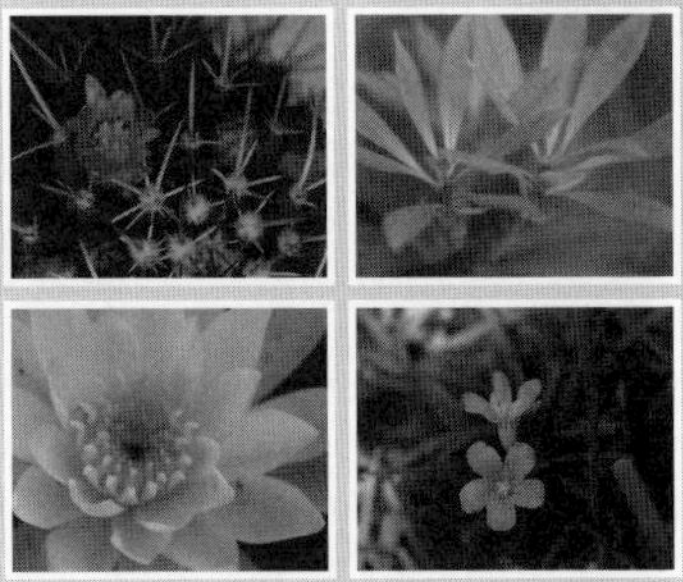

趣味遍歴

●ゴルフ

若い頃よくやっていましたが、あまり上達せず。スコアはシングルにはなりませんでした。

●クルマ

車は好きでしたが、免許の更新をしなかったので、自然消滅。でも自宅に車はまだ保有したままです。

カラオケ

歌うのはもっぱら演歌、「どうでも、えーんか」です。昔を懐かしみ、ダジャレや冗談をいいながら笑って歌う。これが一番です。歌は最高の呼吸方です。

富田先生に学ぶ！ 愉快に

終戦後ラジオから流れる軍歌とは違う歌謡曲に「世の中にはこんなに楽しいメロディがあるんだ！」と歓喜したのを覚えています。灰色の世界が虹色に変わったようで、世界がパーッと開け明るい光が差し込んだようでした。今まで習ってきた歴史は全くなくなってしまい、昨日まで正解だったことが、今日から不正解になってしまったのです。

だから父の教えでもある「笑みを忘れない」で、自分の信じたこと、好きなことを突き詰めて来ました。その結果、仕事でも趣味でも、自分が納得するまで集中してしまいます。

いつの間にかダジャレをよく言っているようで、「落語家さんになったらよかったのに」なんてまわりから冷やかされます。私が笑っているようにまわりも笑ってくれたらいいなぁと思います。「泣くより、笑え」です。

笑いは、健康な体の基本。今の病院のスタッフは、よく笑ってみんな元気です。少しは僕の笑いが伝わった結果だと、うれしく思います。

富田精一郎の**大養生訓**

一、どんなときも笑っていること
一、無理は禁物、お腹も精神も八分目が一番
一、決まった時間に起きて、寝る
一、三食はきちんと食べる
一、自分ができることは自分でやる

富田精一郎先生

「人生。腹八分目。これが健康にはよい割合」

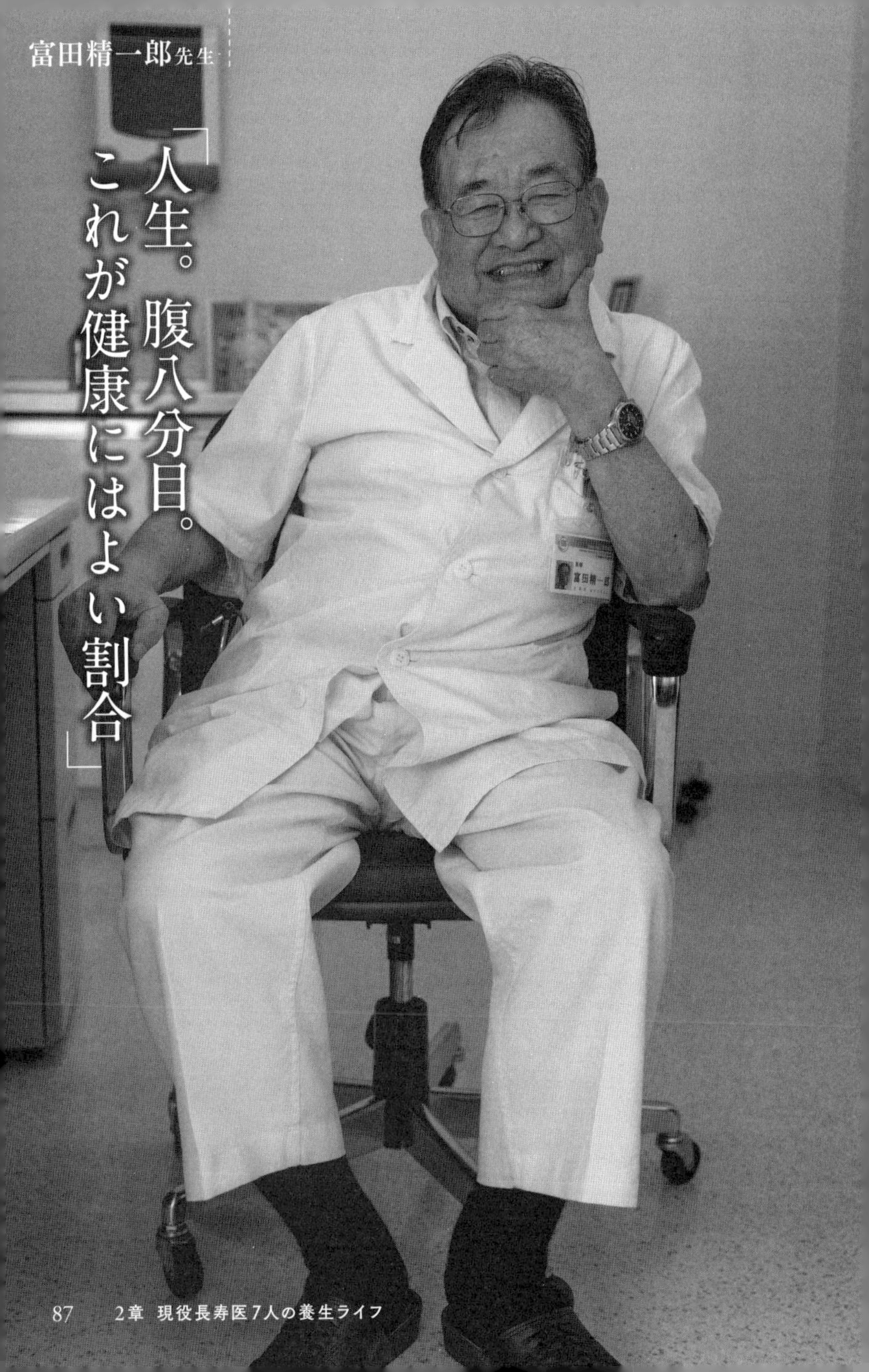

長寿医の不可欠食材

乳製品は必需品

健康寿命を延ばすためには、寝たきりにならないこと。それには筋肉や骨を作る良質なたんぱく質やカルシウムの摂取が必要です。たんぱく質は肉や魚、卵、乳製品、大豆などに多く含まれます。乳製品はこれらが手軽に摂れる食品です。

ヨーグルト

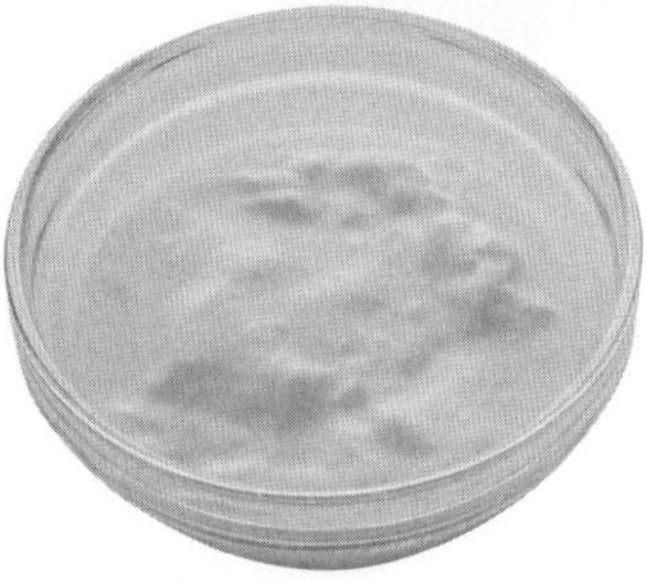

やわらかい食品ばかりを食べていると、腸の働きが低下して低栄養や便秘を招く一因に。予防するには腸内の善玉菌を増やし、環境を整える、発酵乳のヨーグルトを毎日ことです。

アレンジ

くだものカリウムやミネラルは、骨密度を予防する効果があるとされます。また、きなこの食物繊維やオリゴ糖は、腸内環境をより整えます。

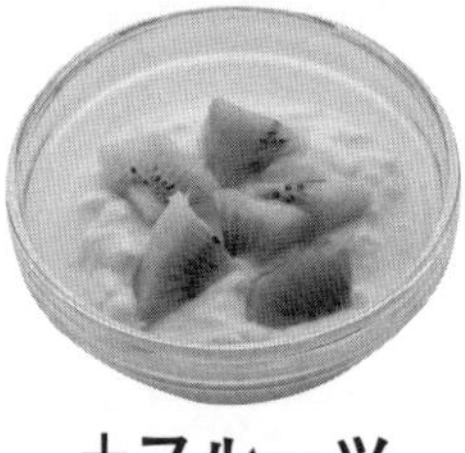

＋フルーツ

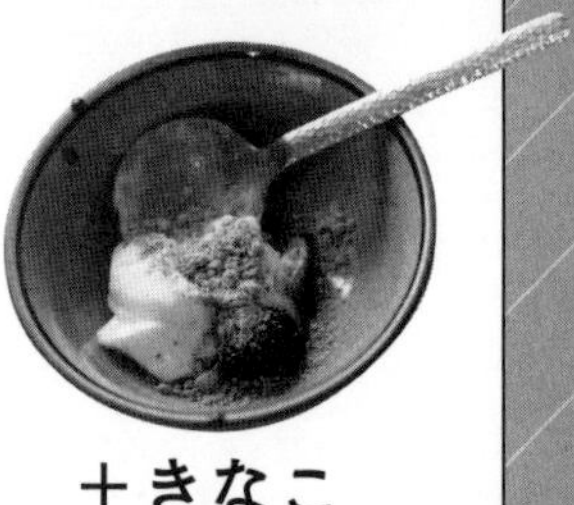

＋きなこ

牛乳

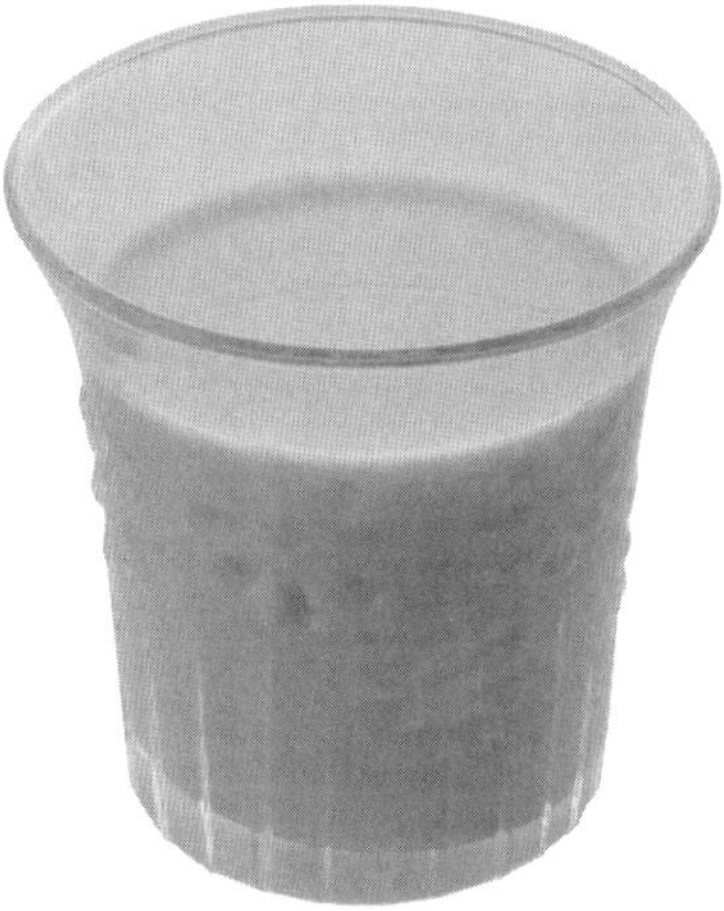

高齢になるとエネルギーの必要量が減少するため、少ないエネルギーを効率よく摂ることが大切です。その点で、手軽に飲めて栄養素密度の高い牛乳はおすすめです。牛乳のカルシウムは骨を丈夫にします。ビタミンには、認知機能低下や心筋梗塞や脳卒中を招く、血中のホモシスチン分解排泄を促す働きがあると、注目されています。

チーズ

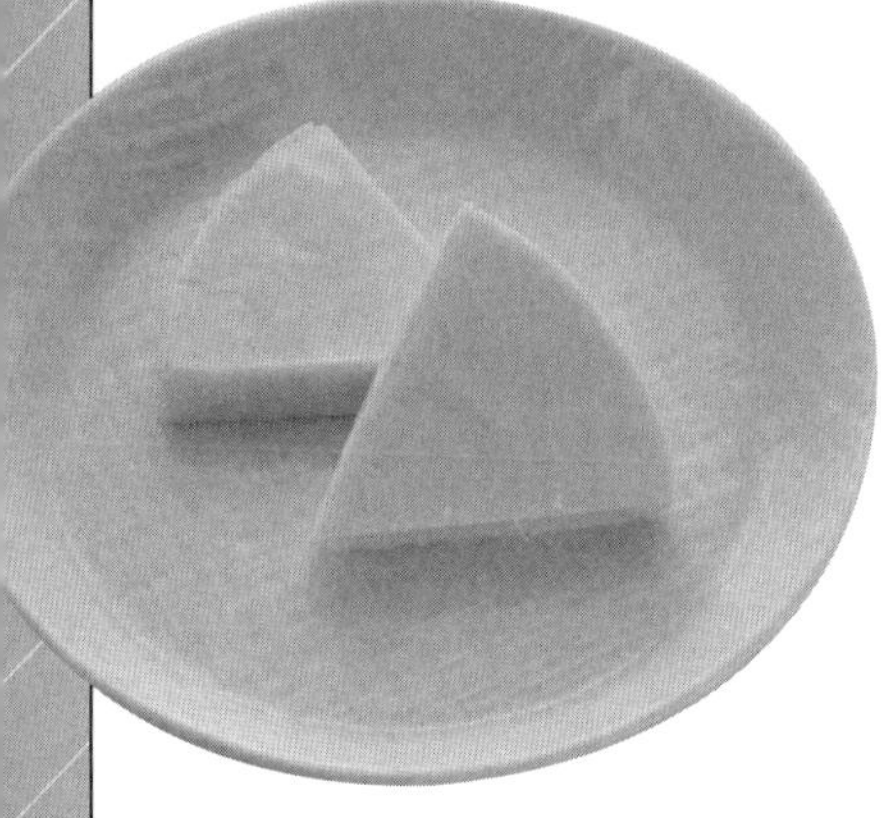

たんぱく質はアミノ酸がいくつか集まった栄養素で、とくに人が体内で十分に作ることができないアミノ酸が必須アミノ酸。これらの不足を補うには、少量でも良質のたんぱく質を摂ることです。その代表的な食品がチーズ。ひと口サイズやカットされたタイプを用意しておき、おやつ感覚で食べましょう。

長寿医の筋力アップ法

現役維持は筋力あってこそ

筋肉の量が減ると転びやすくなり、病気にかかるリスクもアップ。筋肉量が多いほど、長寿であるという報告もあります。筋肉は、20歳代よりも70歳代では、約4割も減ってしまいます。筋肉量の維持や増強には、運動をすること。筋トレを行えば、高齢者でも筋肉を増やせます。

歩く

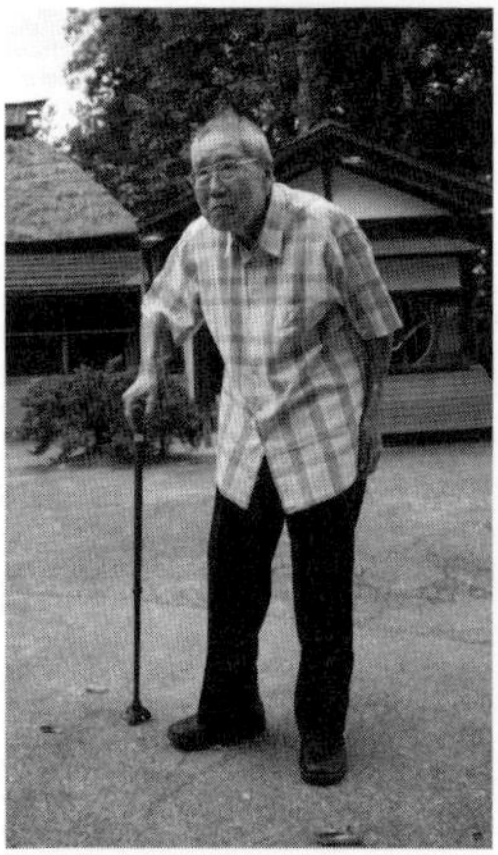

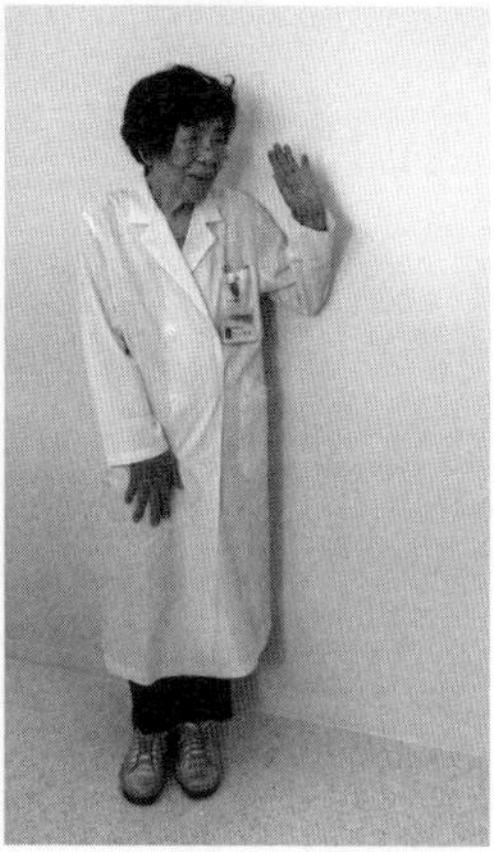

筋肉量は増やすには、少なくても一日6000歩以上歩くこと。歩く速度が速いほど筋肉量が増え、寿命が長くなるという結果もあります。歩くのがむずかしい場合は、立って壁に両手をつき、つま先立ちして3秒キープ。これを5回くらい繰り返すだけで、効果的です。

階段利用

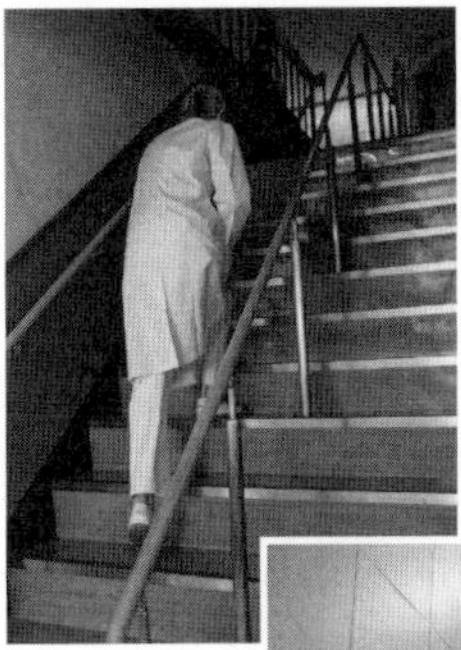

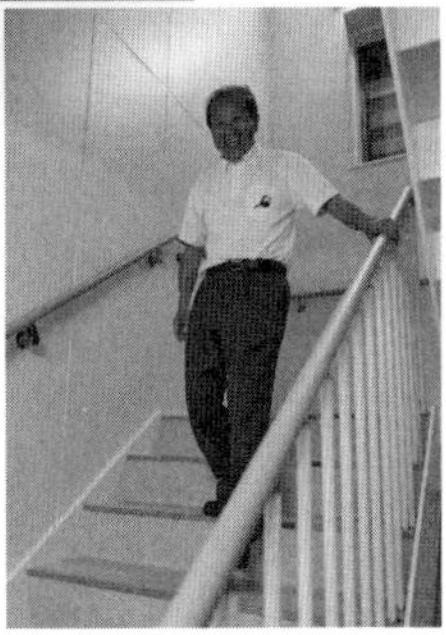

エレベーターやエスカレーターがあると、つい使ってしまいますが、これをやめて階段を使うだけで、筋肉を動かすことになり、筋力アップにつながります。そして降りるときには、足元を確かめるので、脳の活性化が期待できます。

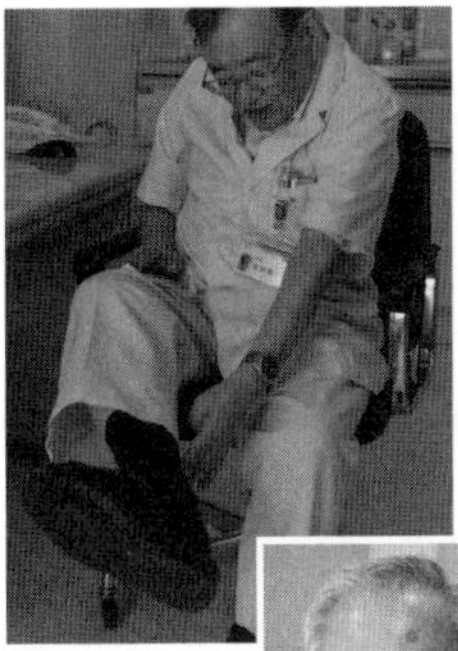

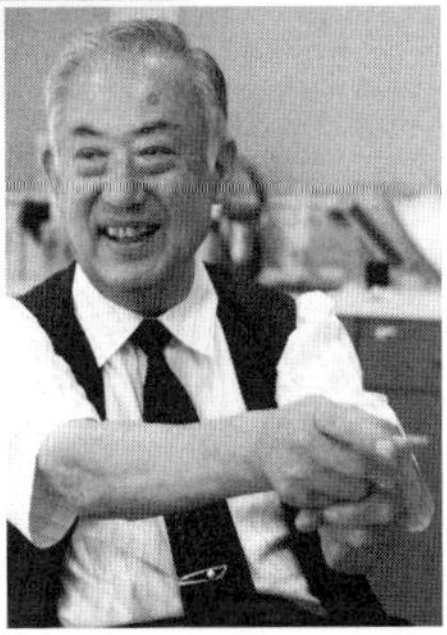

手足を動かす

その場で足踏みしたり、足首を回す。あるいは腕や指先を動かすだけでも、脳に刺激があります。とくに指には脳につながる神経が多いので、手足の指先を動かすだけで、脳の活動が活発になります。いすに座っていてもできるので、手軽にいつでもできます。

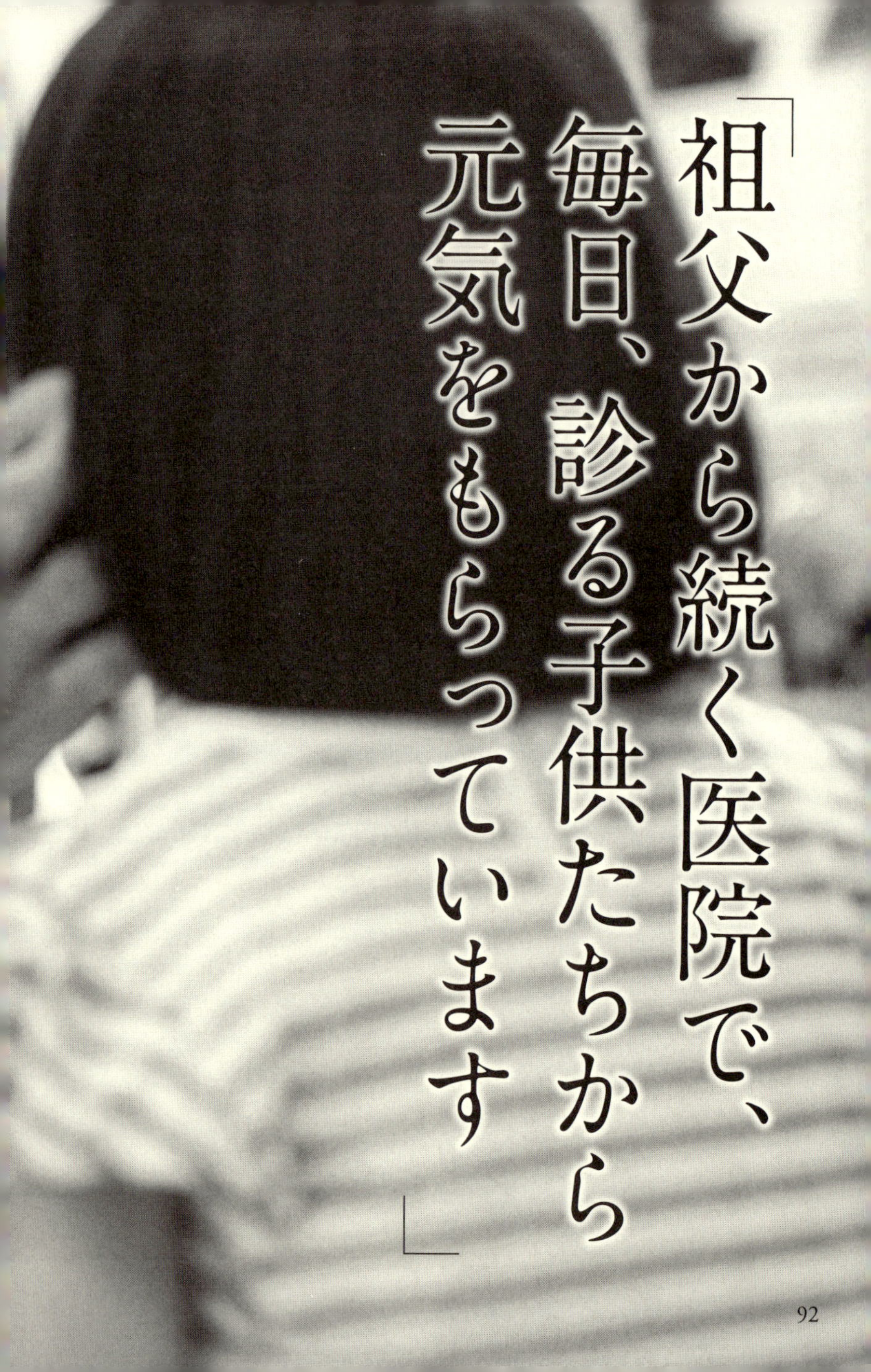

「祖父から続く医院で、
毎日、診る子供たちから
元気をもらっています」

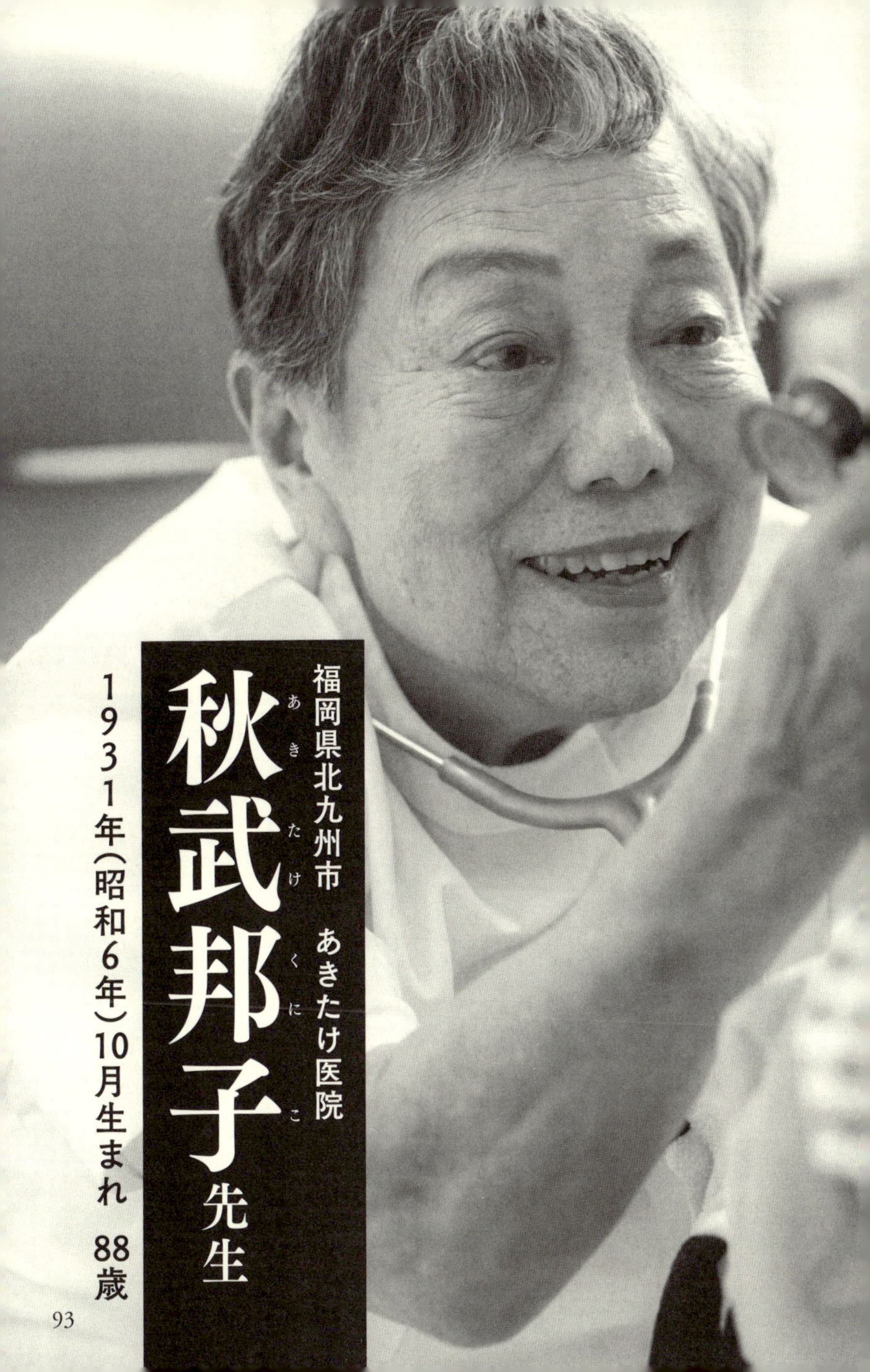

福岡県北九州市　あきたけ医院

秋《あき》武《たけ》邦《くに》子《こ》先生

1931年（昭和6年）10月生まれ　88歳

憧れの保育士さんから、姉の死で医院の後継者に

小児科で子供と接する機会が多いからか、とても純心で目をくりくりさせて話すキュートな秋武先生。明るくやさしい世話好きで、それでいてお転婆という魅力的なドクターです。

先祖代々医者の家系で、祖父は日露戦争に軍医で出征。その時に「これから門司は軍港や貿易港として発展する」という軍医長のおすすめで、この地で開業を決意したそうです。

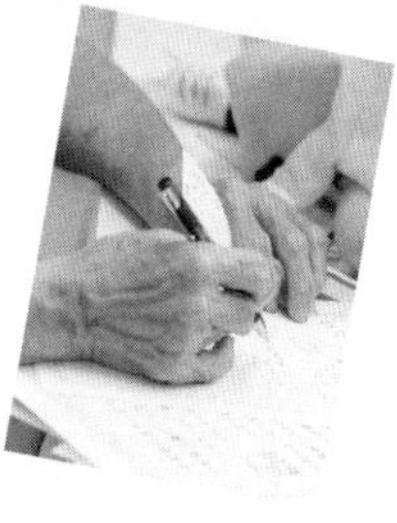

秋武先生の人生カルテ

1931（昭和6）年 10月
北九州市門司区生まれ

1959（昭和34）年 28歳
結婚　国家試験合格

1960（昭和35）年 3月 29歳
長女出産

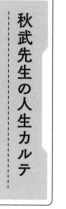

私は1931年（昭和6年）10月に、この家で3姉妹の次女として生まれました。子供好きだったので、保育士さんになって、やがてかわいいお嫁さんになることを夢見ていました。

ですが父の希望で熊本大学の薬学部に入り、勉学に励んで卒業というときに、後継ぎだった姉の夫である義兄が亡くなりました。妹は11歳下でまだ子供でしたから、私が父の後継者になるしかありません。

そこで熊本大学の医学部に編入。熊本大学薬学部を卒業していたので、4年生からのスタートでした。ここで夫と出会い、結婚と同時に医師の国家試験に合格し、九州大学医学部小児科に入局。その時28歳になっていました。

1962（昭和37）年 11月 次女出産	31歳
1968（昭和43）年 博士号取得	37歳
1996（平成8）年 脊椎管狭窄症の手術を受ける	65歳
2016（平成28）年 夫　死去	85歳
（2019年現在　88歳）	

築100年の家に婿養子を迎え、以来、子供を見続けて60年です

我が家はずっと、婿養子をとって当主としてきました。私の母も長女で弟と歳が離れていたため、父を婿に迎えました。

私も大学の医学部で夫と知り合いましたが、やはり秋武の家に入ってもらいました。

夫は内科医、私は小児科医として、一緒にあきたけ医院を切り盛りしてきました。

でも結婚したとはいえ、子供の頃からお手伝いさんが何人もいたので、ほとんど家事をしたことがありません。そして日赤で従軍看護師をしていたという婦長さんが、何でもできるすごい人で、若い看護師の教育から子供たちの世話までやってくれました。私に変わって子育てをしてくれた感じです。

私は医院に隣接した家で生まれ、大学で離れた以外はずっとここで生きてきまし

た。この家は祖父の建てたもので、築約100年。しっかりした造りなので、ほとんど当時のまま住んでいます。

今は月曜日から土曜日の、朝から夕方まで診察をします。

子供たちが医者嫌いにならないよう、ぬいぐるみ仕様の聴診器で診察したり、治療が終わったら私が折った折り鶴をプレゼントして楽しい雰囲気を作っています。結構な量の鶴を用意しても、すぐになくなってしまいます。もっとも、折り紙で手先

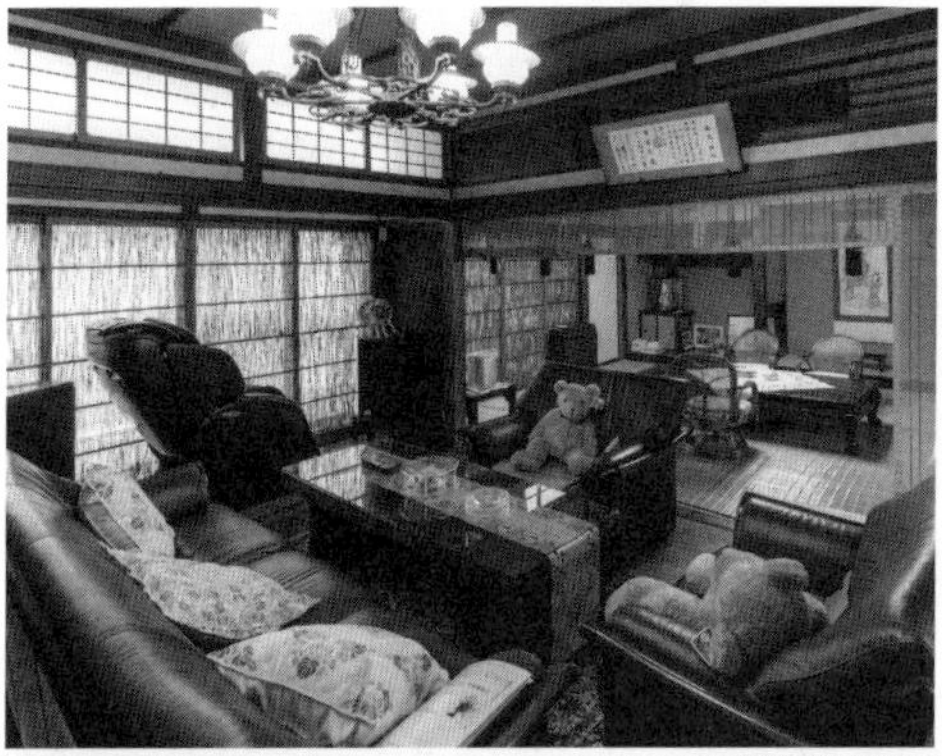

(上)生まれた頃のままの応接室は、家族や親せきが集まると宴会場に早変わり。(下左)幼少の秋武先生。(下右)レンガ造りの門司港も、昔の姿を残す。

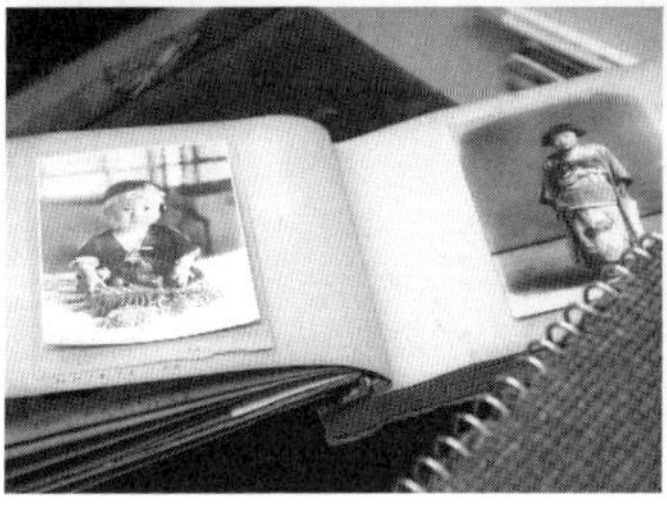

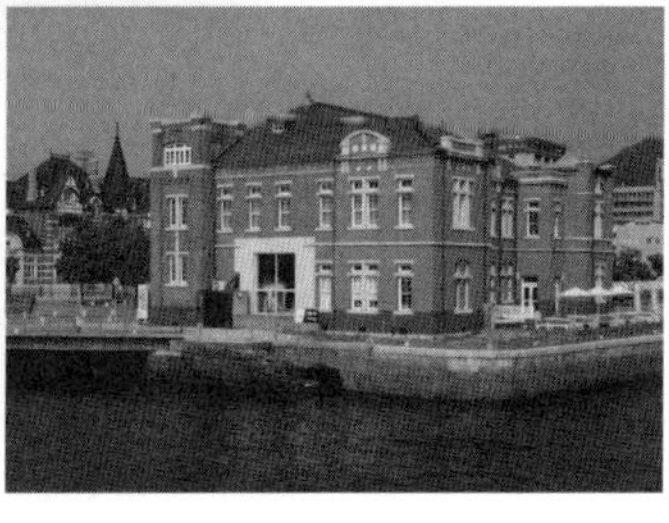

を使うのは、脳を刺激することにつながるので、お子さんではなく私のためにもなっているのでしょう。

年寄りは早起きが普通なのかもしれませんが、私は今でもとっても苦手。8時前後に起きて身支度を整えます。昔から朝は弱いですね。

医院の2階に病児保育室を設けていて、朝から病気のお子さんをお預かりしています。出勤前にお父さんやお母さんが預けに来て、2人の保育士さんと一緒に面倒を看ます。自分もずっと仕事を続けてきたので、力になれたらうれしいなとつくづく思います。

朝の8：30にまず、このお子さんたちを診察し、終わるともう9時で午前の診療がスタートします。ですから朝食は午前の診療の空き時間に摂る感じです。忙しくて遅くなり、お昼と兼用になることもよくあります。

60年も診療をしていると、子供だった患者さんがお孫さんを連れてくることも少なくありません。それだけ長いおつき合いが続いているわけですから、うれしいことですよね。

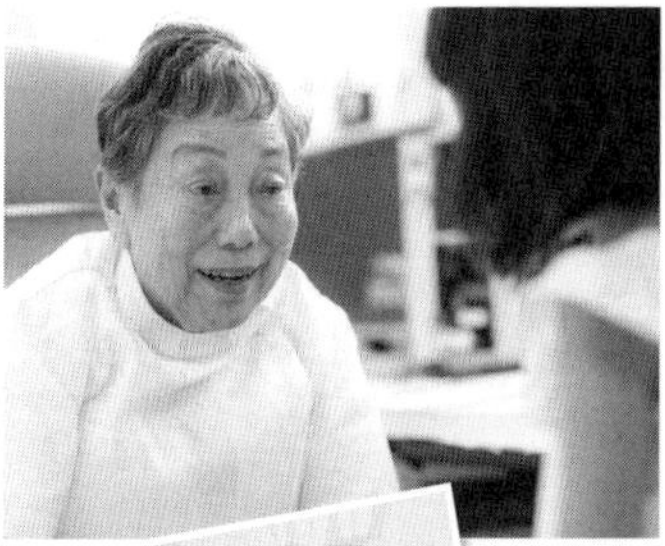

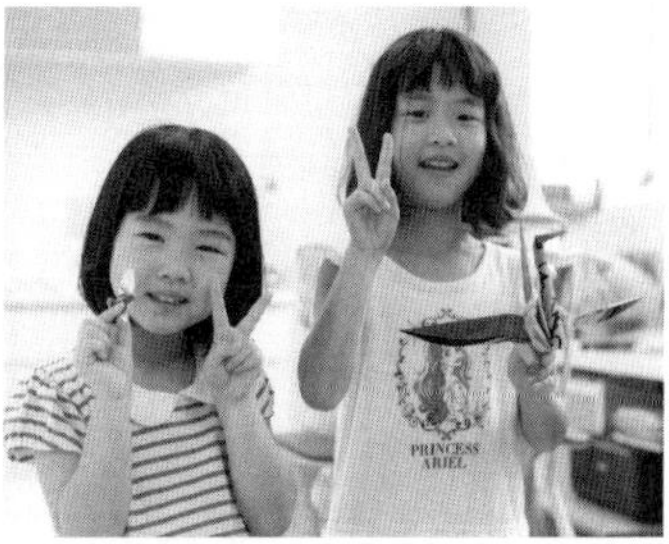

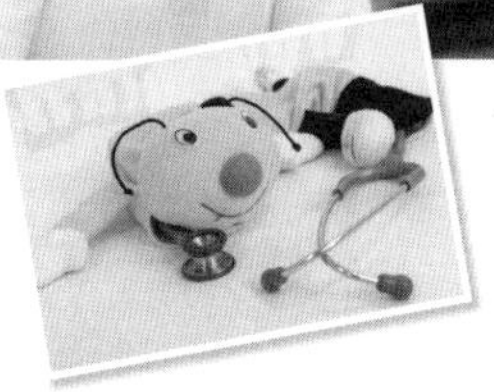

秋武先生と大の仲よしのありさちゃんとまこちゃん姉妹。先生のかわいい聴診器で診察を受けているうちに、元気がみるみる回復。好きな折り鶴を選んで帰りました。

また核家族化が進んで久しい日本です。若いママさんたちは、おばあちゃんと住んでいないので、迷うこともたくさんあります。とくにお子さんが病気となれば、そこに不安も加わります。育児ノイローゼや育児うつによる悲しい事件も多いので、私のようなおばあちゃん医者に接することで、ほっと安心してもらえたらいいなとも考えます。

お陰さまで、あきたけ医院に来るお子さんたちは、みんな私と仲よし。会うのが楽しいようです。子供たちが元気なってくれると、私も元気になれる。保育士にはなれなかったけど、こうしてかわいい子供たち病気を治すことは天職だったんだと思います。子供たちの笑顔が私の栄養剤です。

夫婦愛、親子愛に支えられ、マイペースのまま生きてきました

昔からマイペースですが、いつもまわりにサポートされながら生きて来たように思います。子供の頃は両親に、結婚してからは夫に、今は娘夫婦や孫たちに支えられています。家族だけではなく、看護師さんやスタッフのみなさん、お手伝いさんにも恵まれていますね。自分のペースを崩さない私を、いつも助けてくれます。

夫は２０１６年（平成28年）に亡くなりましたが、60年近く一緒にいられたので、それだけでも幸せなことです。

今はこの家にひとり暮らしです。でもほとんどの時間、内科医である娘や看護師さんやスタッフ、家政婦さんがいるのでにぎやか。それに愛する相棒、猫の「こと」がいますしね。「こと」は育ちすぎて、抱っこをするのもひと苦労です。

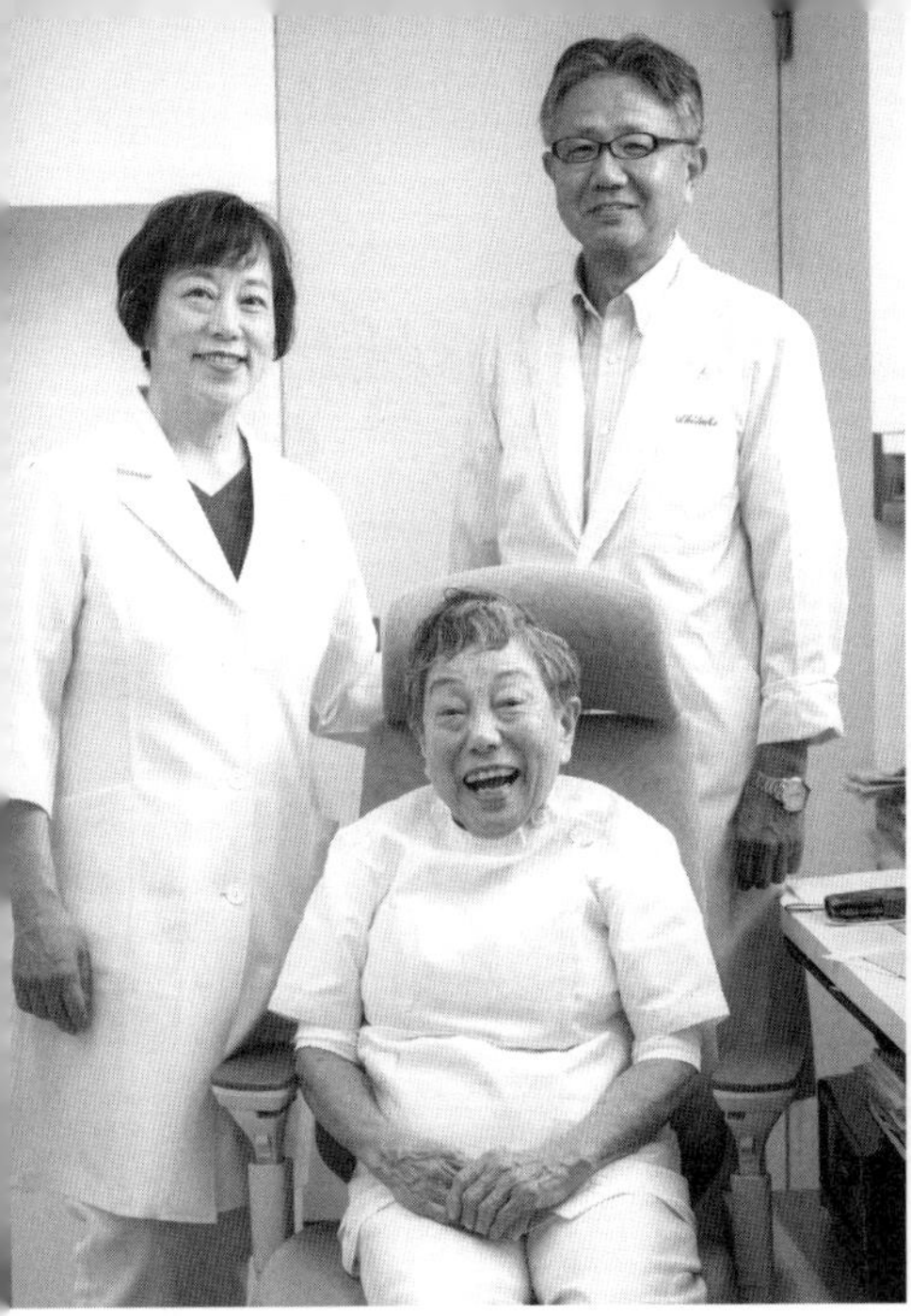

先生にやさしい長女の祐美子さんと夫の治彦さん。愛猫は先生よりもマイペース。

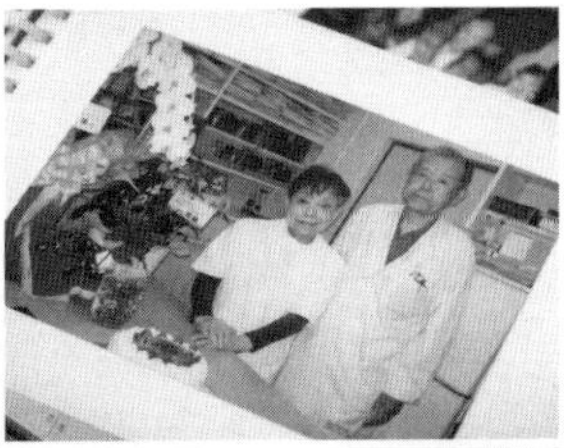

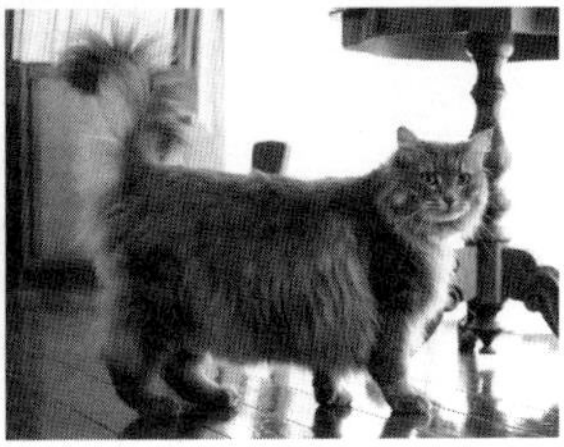

現在は『あきたけ医院』院長を長女に譲り、彼女は内科医として診療。また彼女の夫も週に一度、博多から診療に来てくれています。私は変わらずに、小児科を担当です。孫は4人いますが、そのうちの3人は医学の道、1人は薬学部の学生です。

今までいくつか病気はしました。母が亡くなった時には、ショックで甲状腺を患ってバセドー病に。また脊椎管狭窄症で手術も。今も甲状腺、高血圧、化膿性脊椎炎などの治療中です。でも内臓は丈夫。健康維持に大切な腸内環境も良好ですし、歯は自前です。

秋武先生の一日

7：30 8：00	起床。身支度を整える
8：30	預かる病児が来院。
9：00	午前中の診察開始
10：00	朝食
11：00	
12：45	NHKの連続テレビ小説を見ながら、酸素ボックスに入り横になる
13：00	午後の診療までの間に昼食
14：00	午後の診察
15：00	
16：00	
17：00	
18：00	
19：00	うろうろする愛猫と一緒に夕食
20：00	
21：00	
22：00	
23：00	夜のニュース番組をチェックして、就寝

夜中やに突然具合が悪くなる子供が結構多いので、朝から結構忙しい。

娘やスタッフたちのすすめで、酸素ボックスへ。まずは午前の疲れをとり、それから昼食。

お手伝いさんが作ってくれた夕食を、味わいます。その後は新聞で情報収集。

長年の自分のリズムを崩さないので、ストレスも疲れもたまりません。

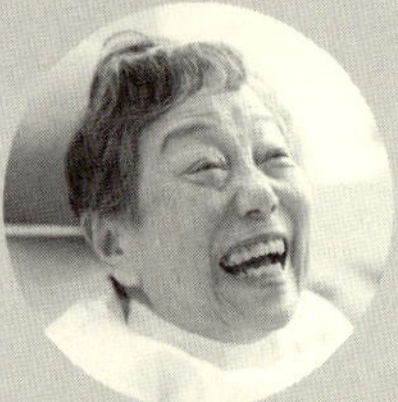

食事は朝食が一番大事。診察の合間にいただきます

朝食は午前の診療の合間にいただきます。食事で一番大切にしているのが朝ごはん。白いごはんとみそ汁、魚料理、煮豆や納豆などの豆類、そして漬物といった和食にしています。漬物はキャベツ、にんじん、なす、きゅうりなど、いろいろな野菜を浅漬けにしたもので、サラダみたいな感じ。

食事の最後には、ヨーグルトに黒にんにくの蜂蜜漬けを入れ、きな粉をかけたものをかかしません。黒にんにくのはちみつ漬けは、大量に漬け込んで作りおき。私のスタミナづくりにかかせない、必須食材です。

魚は鯖などの青魚、骨まで食べられるししゃもなどが多い。青魚は血行をよくして脳を活性化させますし、しゃしもはカルシウムがたっぷりで骨を丈夫にします。

酸素ボックスでのゆったりタイムと好きなたんぱく質を食べて疲労回復

午前の診療が終わったら酸素室に入り、ＮＨＫの連続テレビ小説を見ながらで30分くらい横になります。酸素ボックスは入ると、血液中に酸素が溶け込み、細胞まで酸素が行きわたるらしいです。疲労回復や冷え性改善、ダイエット、集中力アップ、そして老化予防にも効果的。そのお陰か、午後の診療も疲れ知らずです。

この後に昼食になりますが、朝食の時間によってまちまち。朝食は遅めでもしっかり食べるので、お腹が空いていないときは、昼食を抜くこともあります。

昼食はサンドイッチに牛乳２００cc と季節の果物。牛乳はミルクティーや抹茶ミルクなどで楽しむこともあります。サンドイッチは市販のものを3切れ程度。できるだけたんぱく質をとりたいので、卵サンドやハムサンドが多いです。

夕食は肉料理に白いごはんが多い。好き嫌いはないので、何でもおいしく食べます。敢えて言うなら鶏肉、えび、かにといったたんぱく質が好物。これを食べる機会が多いのも、元気の秘訣ですね。

お酒は食事会などに出席したときにいただきますが、ビールや赤ワインを少々。ただしそばにお茶をおいて、胃の中で薄めながらです。

おやつはいただきものなどがあれば、時々食べます。でもチョコレートが大好きで、毎日食べます。

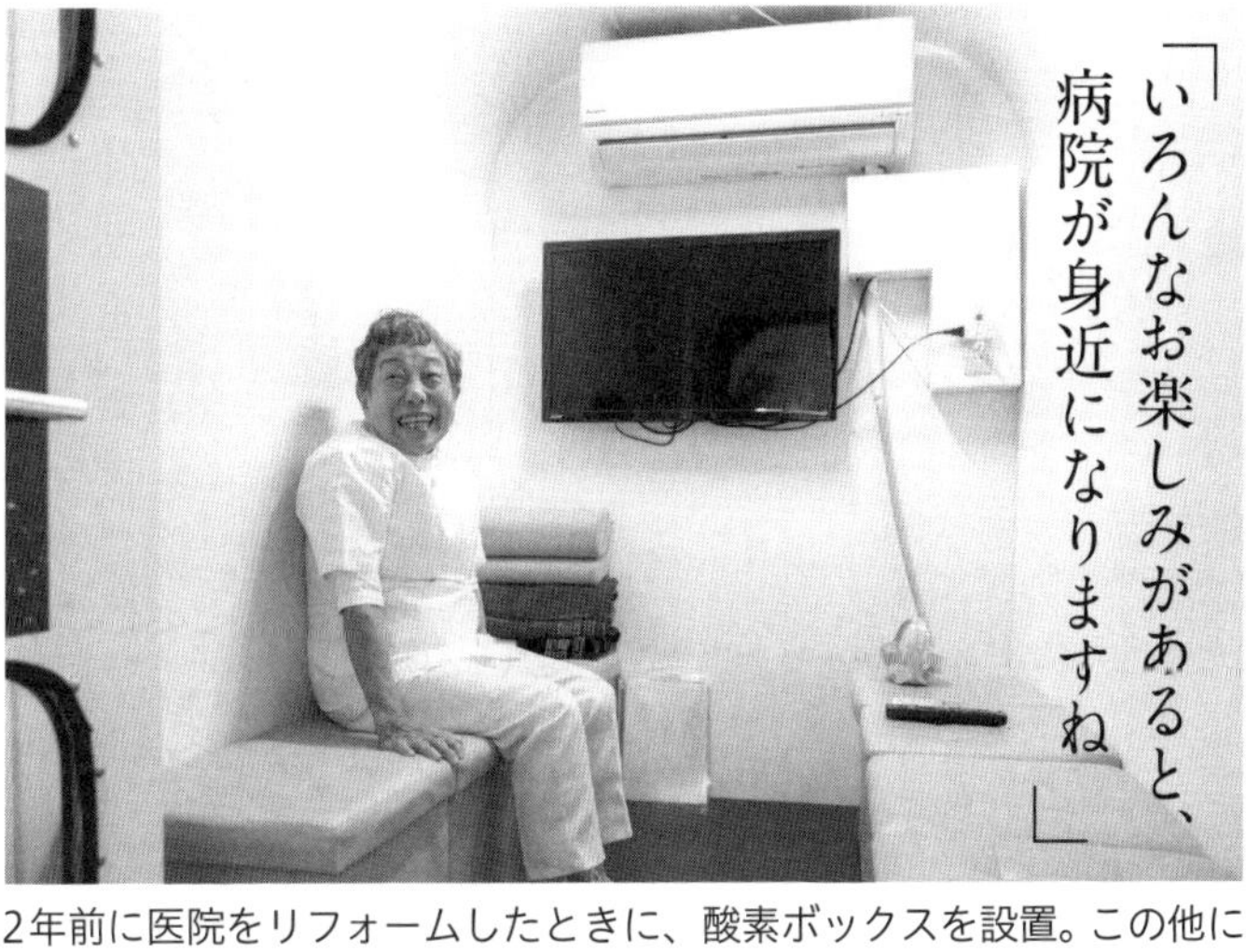
「いろんなお楽しみがあると、
病院が身近になりますね」

2年前に医院をリフォームしたときに、酸素ボックスを設置。この他にも無料で、日替わりのハーブティーを楽しむこともできます。

食

**診察の合間にお腹がすいたら食べるという、
食生活もマイペースな秋武先生ですが、
多品目の朝食だけは絶対にいただきます。**

朝食

一番大切な食事なので、空いた時間にしっかりと

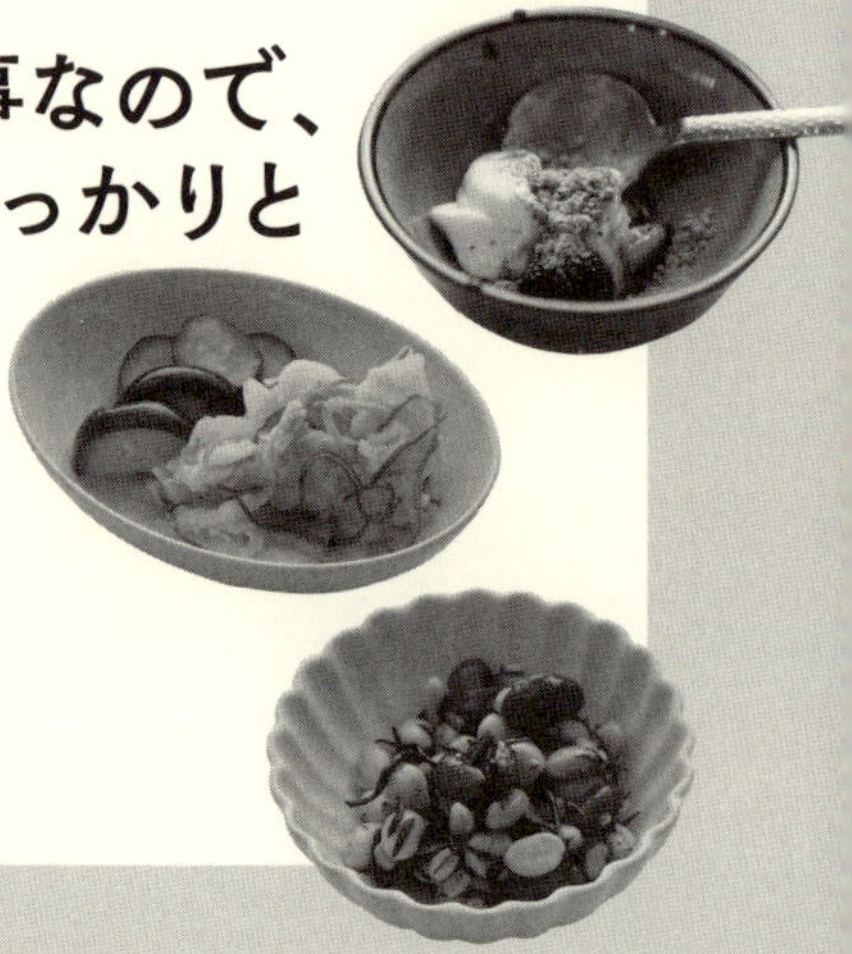

基本的に朝食は、和食。開院後の診療の合間に摂ることが多く、炊きたてのごはんに味噌汁、魚、豆、漬物は絶対アイテム。これに黒にんにくの蜂蜜漬けときなこを加えたヨーグルトいただきます。

昼食

サンドイッチと牛乳ぱぱっと

あまりお腹が空いていないことが多いので、市販のサンドイッチで軽くすませます。フルーツだけの日もあります。飲みものは牛乳が基本で、抹茶オレやミルクティー、カフェオレにすることも。

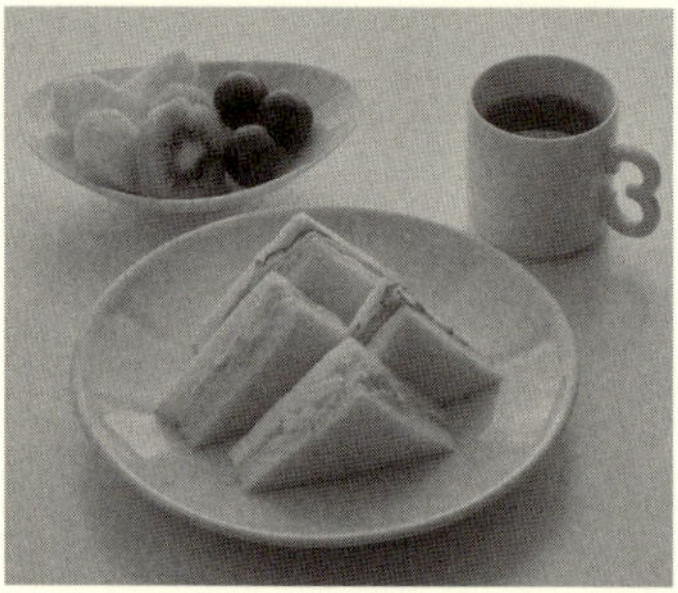

秋武先生の健歳

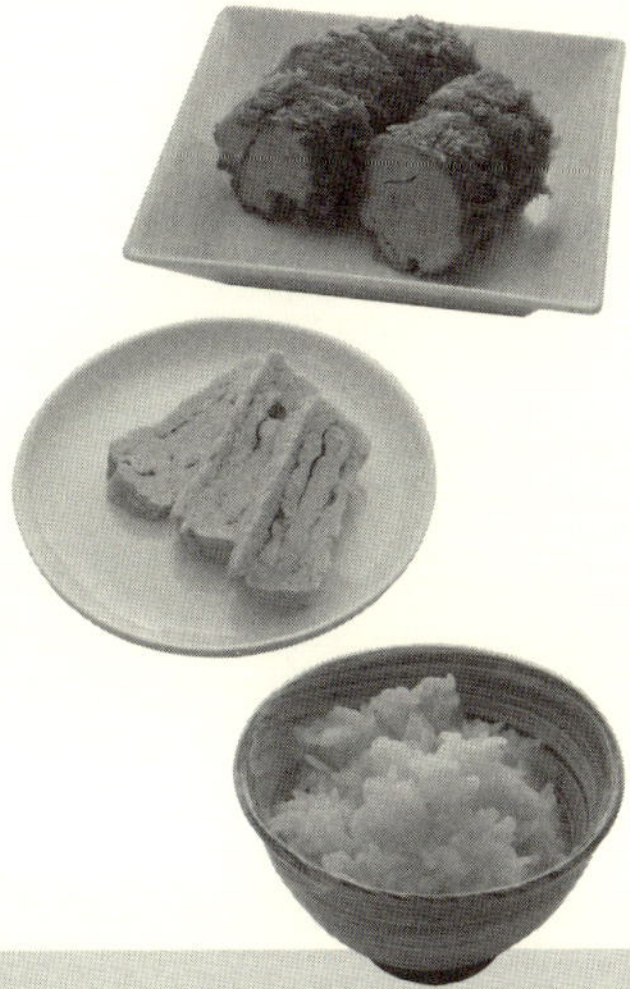

夕食

白いごはんとたんぱく質で

白いごはんに、肉料理を合わせることが多いです。肉は洋食や中華料理など、いろいろな料理で味わいます。揚げ物も好物です。お手伝いさんが作っておいてくれる料理を、食べるときに温めます。

おやつ

毎日のお楽しみチョコレート

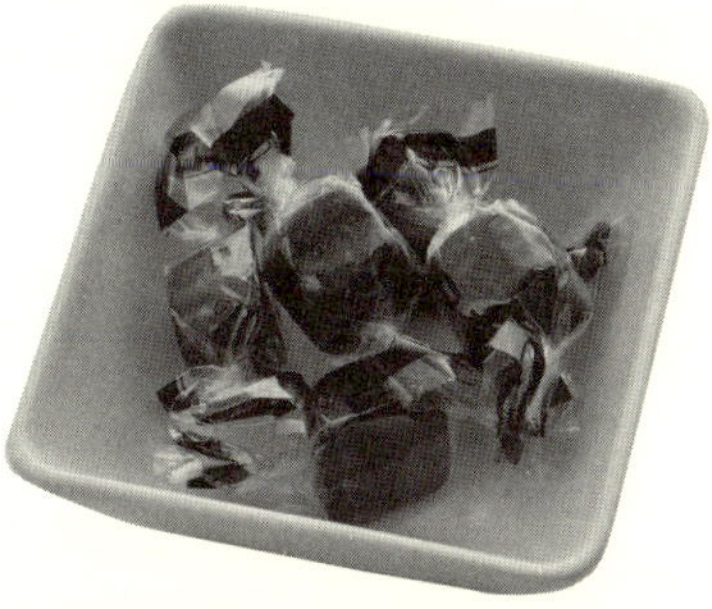

毎日のお楽しみは、大好きなチョコレート。主成分のカカオポリフェノールには血圧を下げ、精神や肉体疲労緩和する働きがあるそうです。高血圧であることを言いわけにして、口に放り込みます。

老いる方法

［ 好奇心が美容液！ ］

趣味

**いつも興味のある事がいっぱいで、
仕事以外でも、活動的な日々です。
その姿は、好奇心旺盛な少女そのもの。**

スポーツ

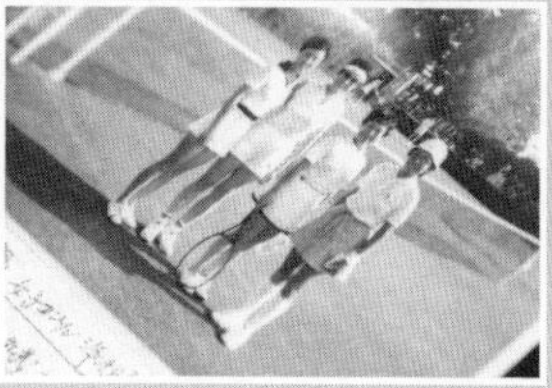

テニスや水泳など、はじめたら何でもおもしろくり、次を目指してしまいます。年齢を意識したことはありません。体力には自信ありです。

俳句

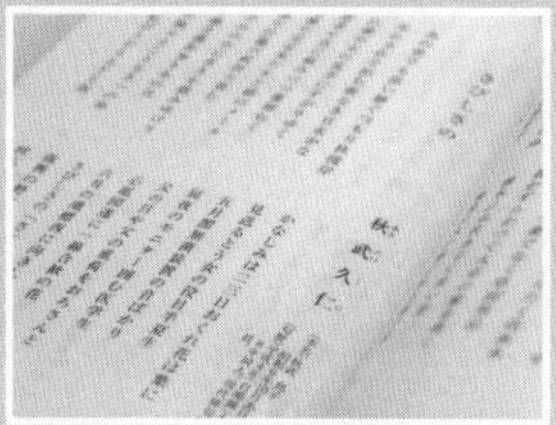

俳句は難しくて、亡夫にも「センスがない」と言われていました。でも負けず嫌いなので続けています。

音楽

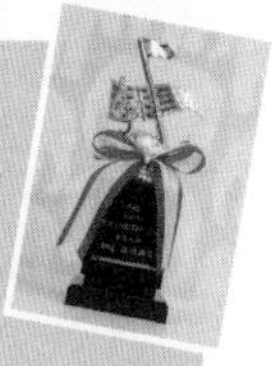

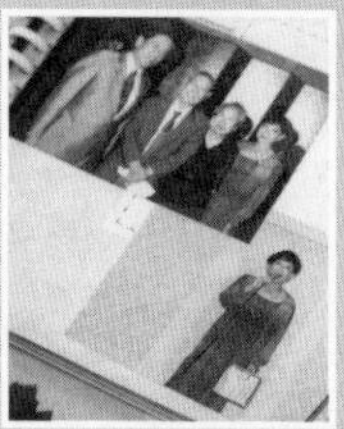

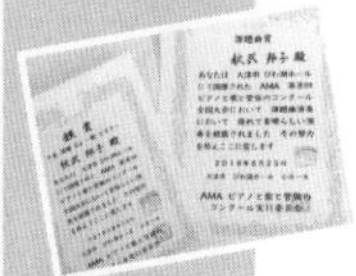

母の影響で小さい頃から親しんできました。ソロでは2018年にANAコンクール全国大会「課題曲賞」を受賞

秋武先生に学ぶ！

元気に

いつも新しい情報を知りたいから新聞やニュース番組が大好き。新聞はコラム欄やスポーツ欄までチェックします。私の元気は、医者としての仕事に、スポーツ、音楽、そして文学を加えて成り立っていますから。

今は脊髄を痛めているので、家や院内を歩くだけにしていますが、40歳から60代までは、夫とともにテニスを楽しんでいました。昔からお転婆でしたから、はじめたら面白くなって新人戦に出て優勝したり、九州大会とかエントリーして海外の世界ドクターズ大会にも挑戦。また脊髄のリハビリのために始めた水泳では、ミニトライアスロン大会にも出場しました。

声楽を学んだ母の影響で、音楽は大好き。今も声楽は毎週、コーラスは月2回行っています。3歳からピアノやバレエを習いました。

夫にすすめられて俳句もやっていますが、自信はないけど句会に出たり、雑誌に投稿したりしています。

私の趣味は適度な運動や呼吸、頭を使って、いつも新しいことにチャレンジしている感じです。

秋武邦子の大養生訓

一、いつも子供と同じ目線でいること

一、世の中のことすべてに、好奇心をもつ

一、マイペースをくずさず、ゆったりと

一、自分に関わる人すべてに感謝する

一、朝食はしっかり、たんぱく質はたっぷり

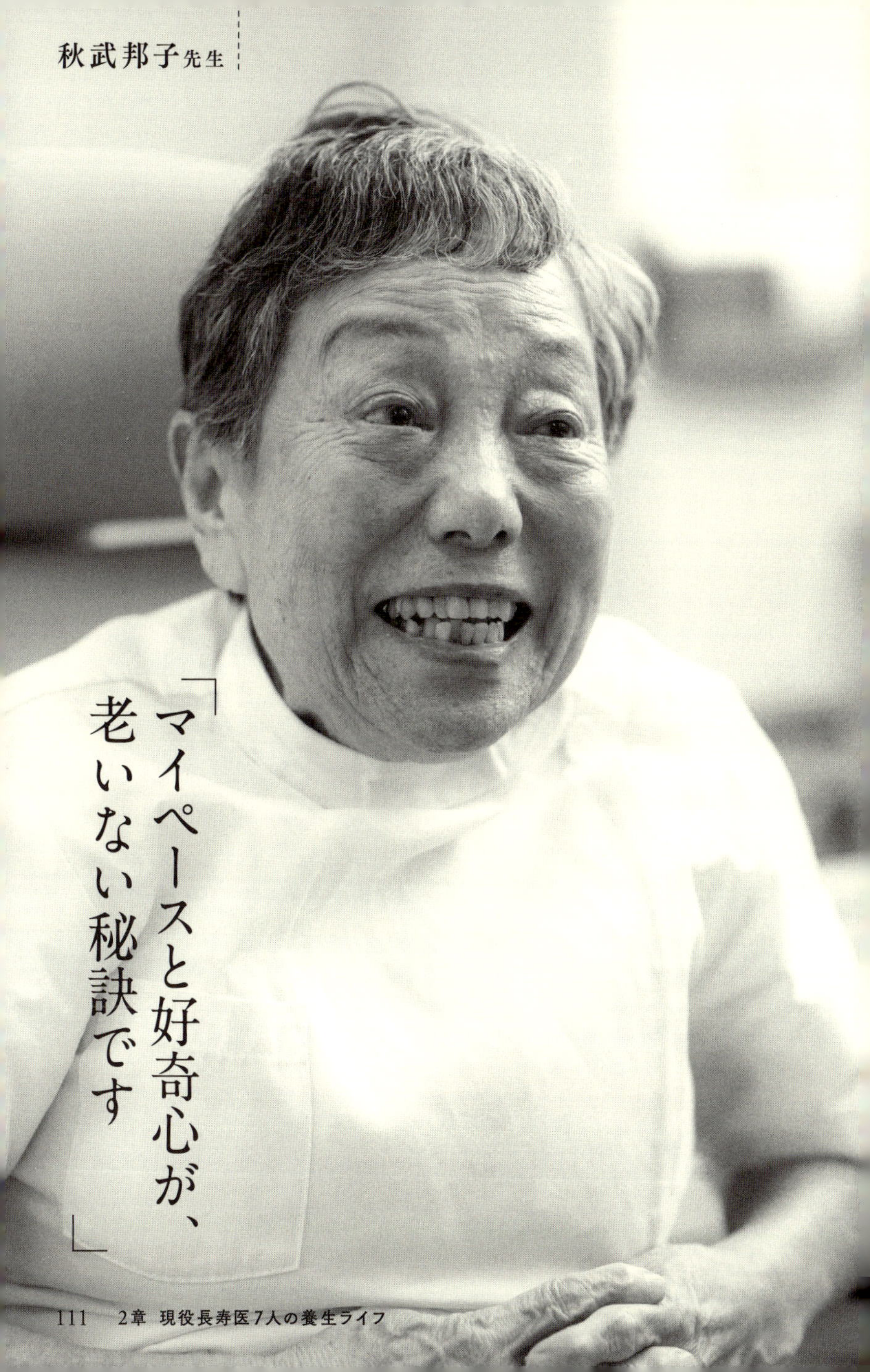

秋武邦子先生

「マイペースと好奇心が、
老いない秘訣です」

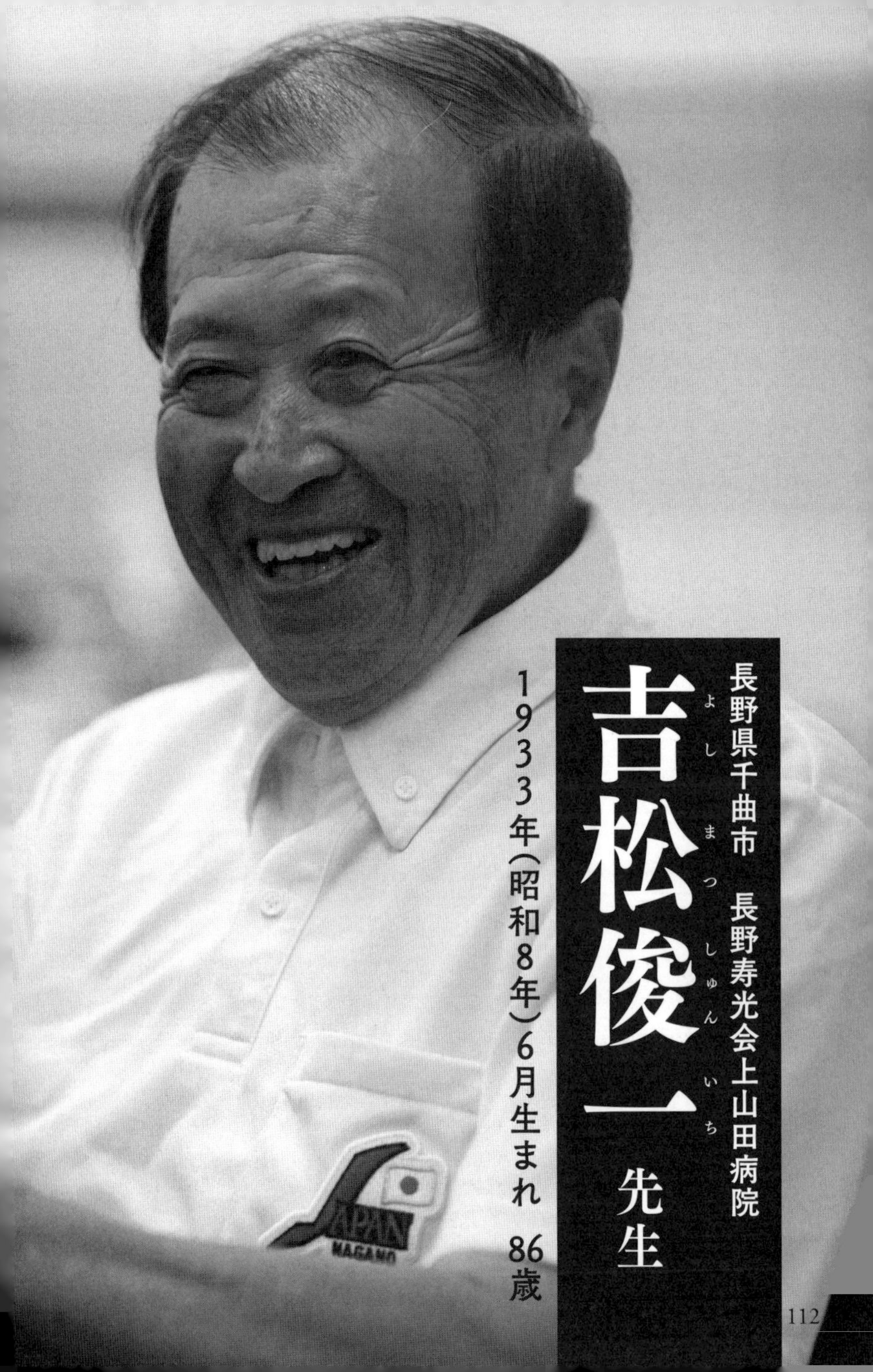

長野県千曲市　長野寿光会上山田病院

吉《よし》松《まつ》俊《しゅん》一《いち》 先生

1933年（昭和8年）6月生まれ　86歳

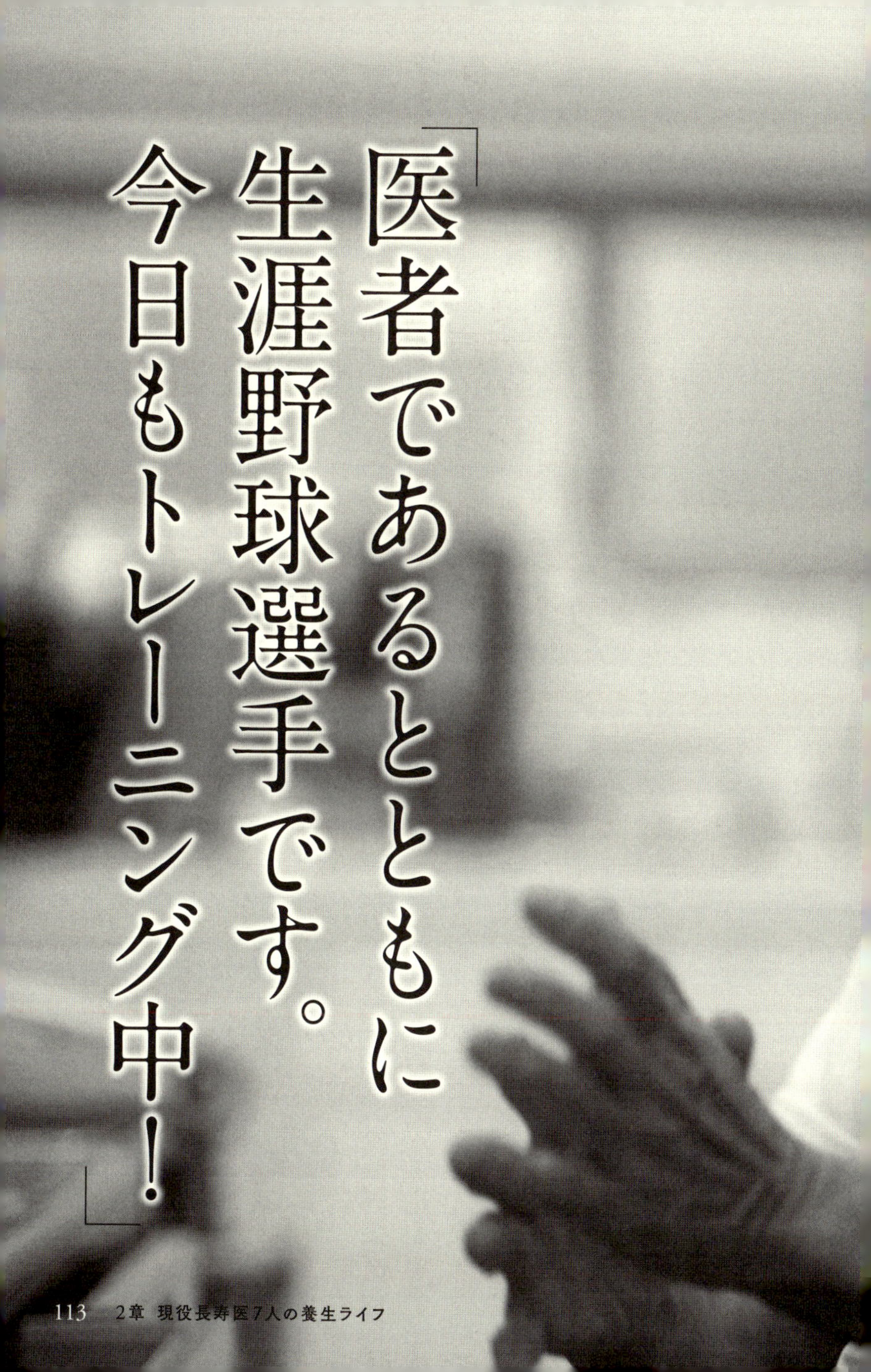

「医者であるとともに
生涯野球選手です。
今日もトレーニング中！」

家での工作三昧の日々が、整形外科で役立つことに

薬剤師の父が仕事で満州に渡り、そこで生まれました。満州は零下30℃にもなる極寒の地。幼かった僕はそこで肺門リンパ節結核にかかってしまい、4歳で母と一緒に帰国しました。

当時、結核といえば不治の病。まして抵抗力のない子供ですから、薬学を修めた父ですら、薬はないと思ったのでしょう。温泉療法がいいと聞き、静岡県の伊豆の温泉へ。

その後父親も帰国し、教育熱心だった父は将

吉松先生の人生カルテ

1933(昭和8)年 6月
満州生まれ。肺結核にかかり、4歳で帰国。伊豆で療養生活

1941(昭和16)年 8歳
小田原へ移住。

1949(昭和24)年 16歳
一家で東京へ。
父親が大井町で薬局を開業

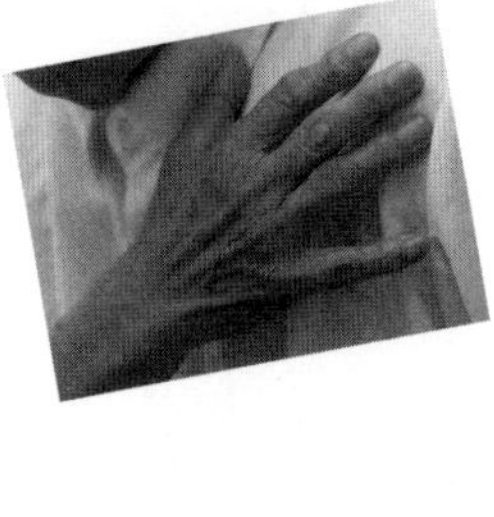

来を考えて小学校に入った頃には、城下町・神奈川県の小田原に転居しました。

でも37度の熱が出ると学校を休む虚弱児童で、家で工作ばかりしていました。とくに竹細工が得意で、工夫してあれこれ作りました。

専門としている整形外科ではギブスを作りますが、工作に似た作業です。そういう意味では、得意を生かせる職業に就いたともいえます。

終戦後は父がひと旗あげるために、東京の大井町に引っ越して薬局を開業。ここで高校を卒業し、順天堂大学の医学部進学課程で2年間過ごしてから、東京慈恵会医科大学に進学し4年間学びました。

1958（昭和33）年
東京慈恵会医科大学卒業。
25歳

1964（昭和39）年
前年に結婚・国立長野病院へ
31歳

1975（昭和50）年
読売ジャイアンツのスポーツドクターに。その後、プロ野球12球団、選手個人も診る
42歳

2010（平成22）年
妻を亡くす。
長野寿光会上山田病院へ移る
77歳

2019（令和1）年　9月
新治療棟オープン。
（2019年現在　86歳）
86歳

全国からリウマチに苦しむ患者さんが来院

卒業後、東京鉄道病院で研修医生活を送り、ここで整形外科担当の先生の机の上にあった『手の治療の専門書』を目にして興味をもちました。

当時の整形外科はまだ新しい分野で、わからないことだらけ。「ここで勉強すれば上に行けるかなあ」という漠然とした野望を抱き、最初は小児科医を目指していたのですが、整形外科を専門にしようと決めました。

しかしその頃はまだ多くの人が結核で悩んでいて、担当の教授は骨や関節の結核の研究や治療に注力していました。

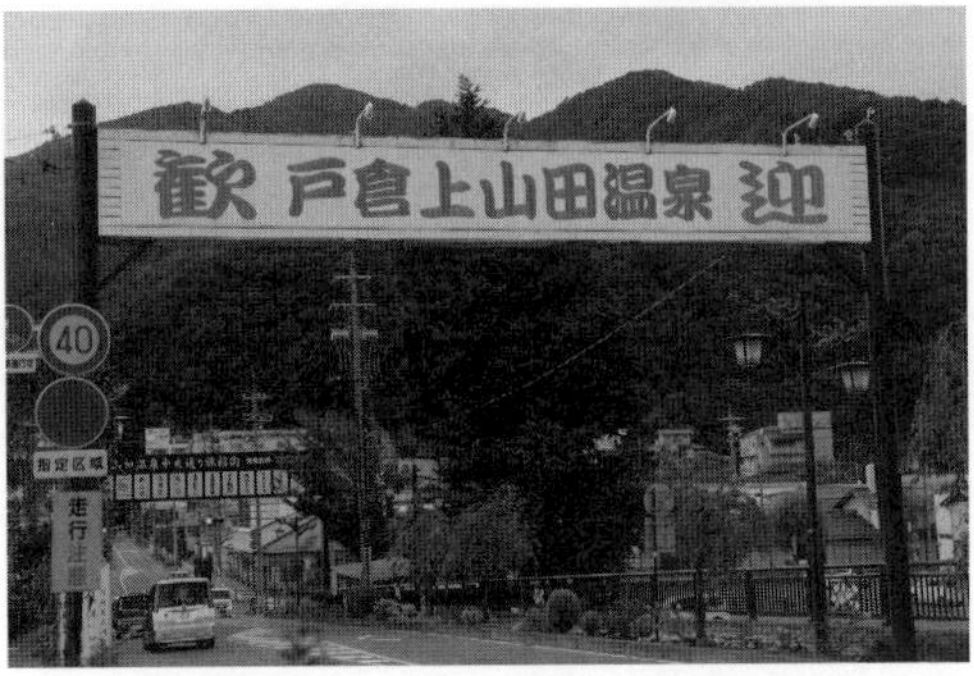

病院が温泉街の近くにあるため、吉松先生は温泉療法も研究。多くのスポーツ選手が、効果を実感。

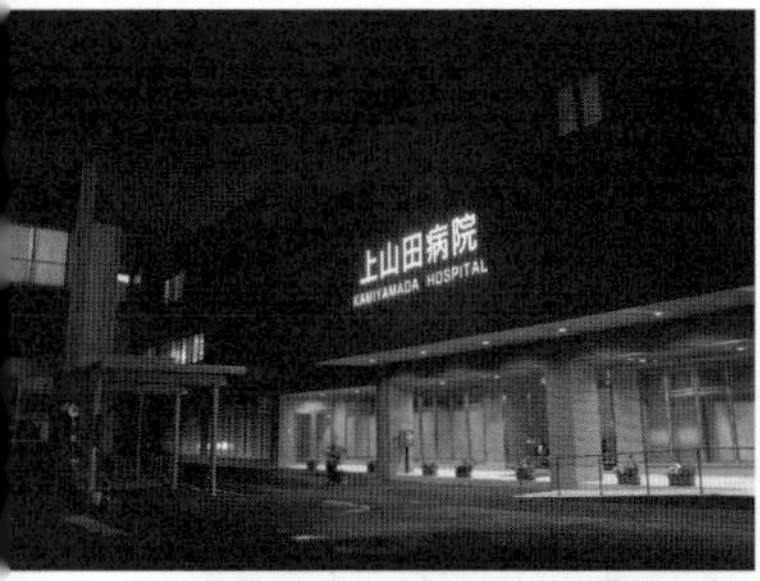

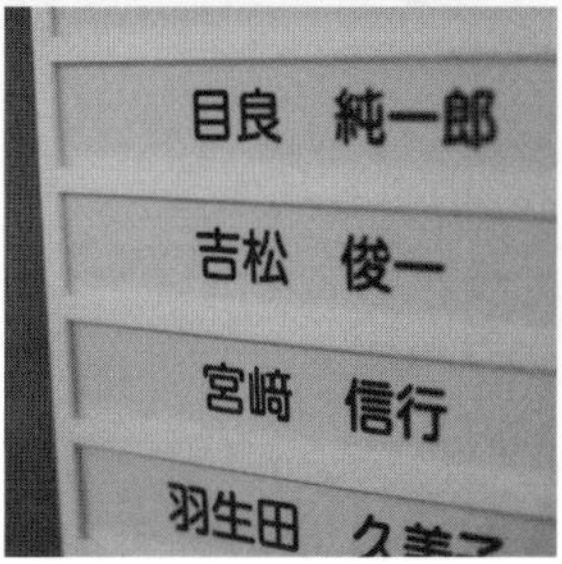

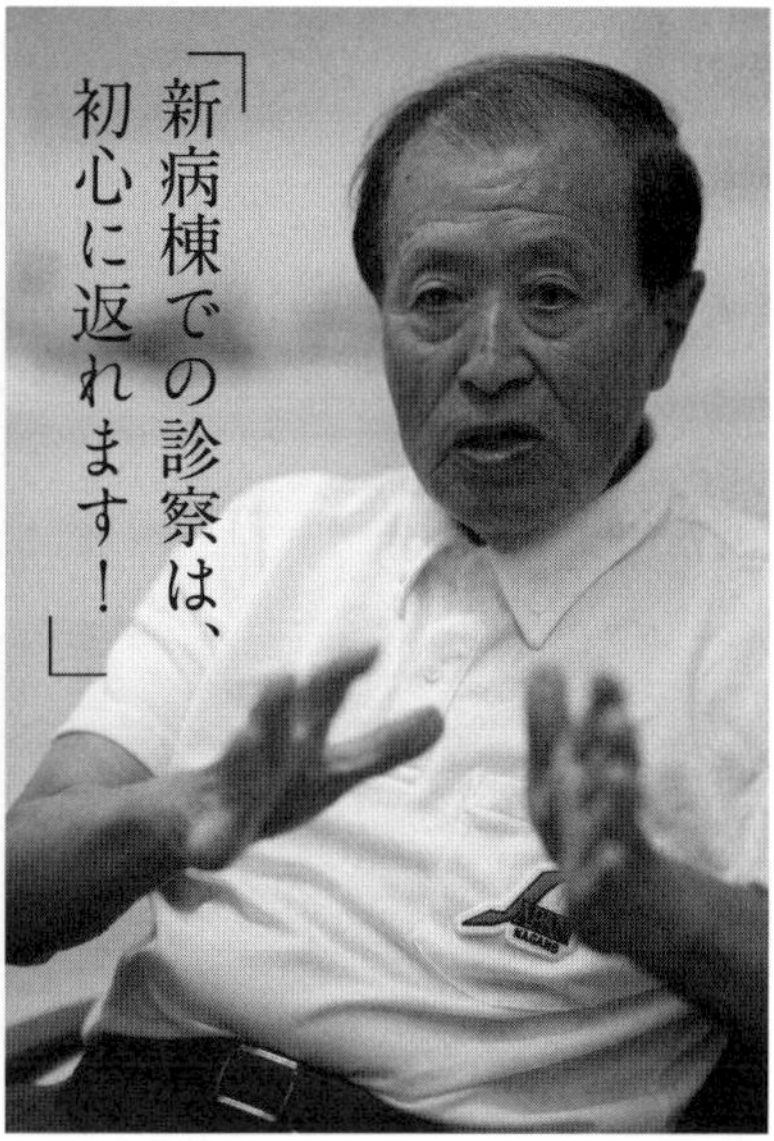

この病気の症状は、関節が固まって動かなくなるというもの。この治療を受けるため、苦しんでいる患者さんが全国から殺到したのです。この時の経験は、後に専門となるリウマチや故障したスポーツ選手の治療に役立ちました。

その後大学と関連のある広島や北海道の病院、慈恵医科大学病院分院などを経て、31歳で国立長野病院（現、医療法人長野寿光会上山田病院）に来ました。

一時期、国立病院の中でも患者数が減っている病院は他の病院と統合

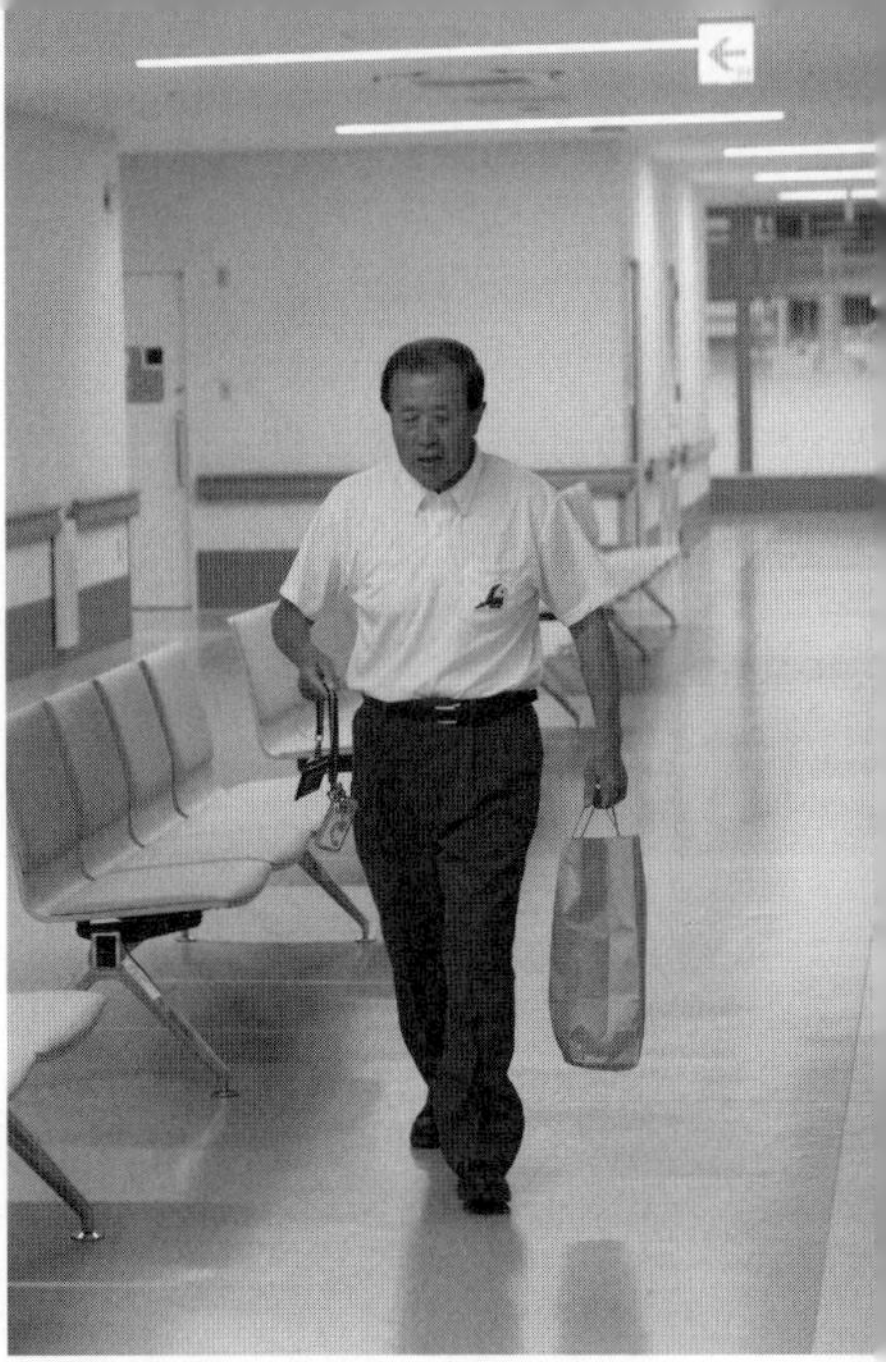

病院内を颯爽と足早に歩く吉松先生。
どのスタッフよりも速いと言います。

されました。国立長野病院もその危機にありましたが、リウマチの専門科を立ち上げたところ、全国から患者さんが訪ねて来て、一気に持ち直しました。

当時は訪問医療もしていて、交通手段がなくて通院患者さんも結構いました。ですから若い頃に抱いた上昇志向の野心など忘れて、とにかく無心でやりました。

そんながむしゃらで多忙な日々を送っていた時に、近くの千田中央病院より熱心な誘いを受けました。そこで心機一転、移ることにしました。

僕はいくつになっても。現場で患者さんと接していたいんです。ですから今も平日はフルタイムで、病院で診察をしています。人と触れあって、会話をすることが、一番のパワーを与えてくれます。携帯電話でもスタッフや知人などとよく話しますが、これだけも高齢者には刺激になると思います。

2009年（平成21年）に国立長野病院は、私立の長野寿光会上山田病院になりました。私は翌年妻を亡くし、自宅に近いこの病院に戻ってきました。

病院と自宅が近いので、朝夕の勤務の行き帰りだけでなく、昼休みも自宅に戻って食事をしたり、トレーニングをしたり、休んだりします。

私のモットーは「看護師さんをはじめ、すべての病院の職員を大事にする」というもの。スタッフの力がなければ、病院運営はできませんから。

2019年9月に新しい病棟が経ち、令和とともに病院も新しい時代が始まりました。50年以上を長野県の上山田温泉で生きてきたわけですが、僕はまだまだここで診察を続けていきたいと思います。

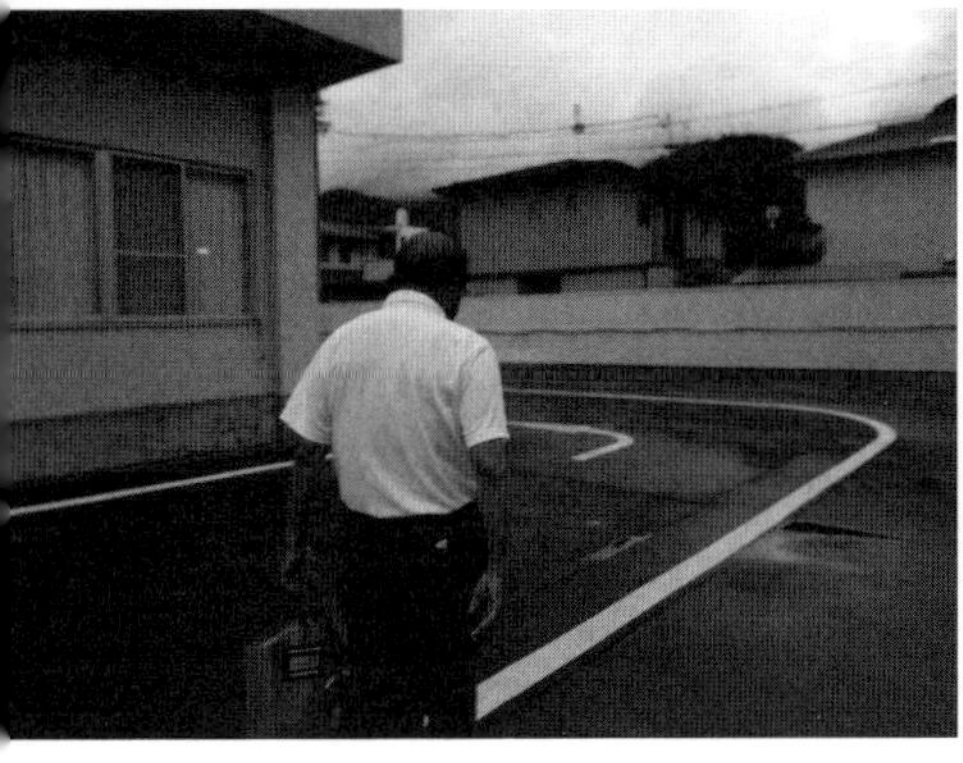

病院にほど近い自宅までは、朝晩、昼休みと、速足の徒歩で通勤。途中で行き交うスタッフに「お疲れさま！」と感謝を伝えながら、歩きます

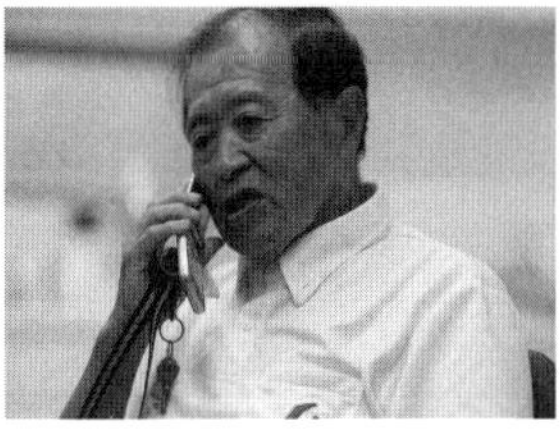

1通の熱い思いの手紙から、プロ野球球団のチームドクターに

忘れもしない1975年（昭和50年）に長嶋茂雄さんが初監督になった時に、栄光のジャイアンツから最下位に転落。その頃多摩川辺りを散歩していて、ジャイアンツの2軍の練習に出合いました。そこではけがや故障で治療中の選手も一緒に、リハビリをしていました。僕はその光景を見て、治療が必要な選手には、専念できる3軍のような場所が必要ではと閃きました。そこで自分なりの治療法とトレーニング計画をまとめたものを、手紙にして、ジャイアンツの広報に送りました。

すぐに読売新聞の本社に来てくれと連絡が入り、当時の正力亨球団オーナーに、「君、来年の宮崎キャンプ行ってくれないか」と懇願されました。それまでチームドクターというシステムがありませんでしたから、僕がパイオニアになったわけです。

野球好きから、プロ野球を支える存在に

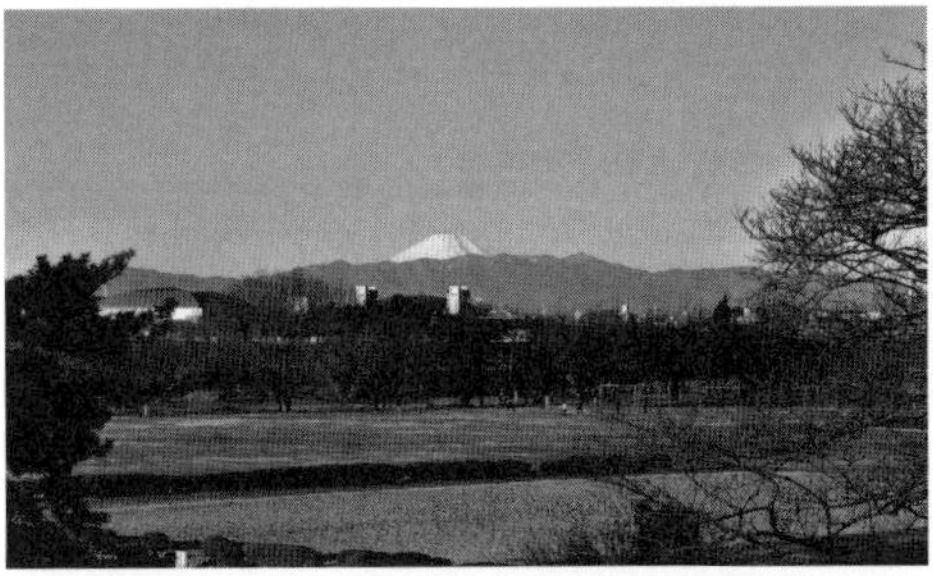

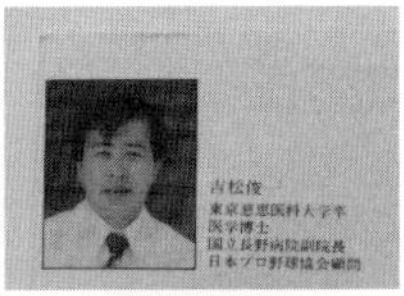

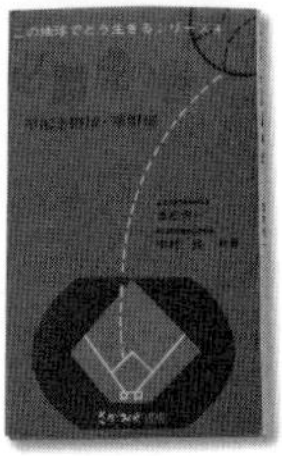

(左上) 当時、ジャイアンツの選手が練習をしていた2軍のグラウンド跡地。今は公園に。(右) 当時からリハビリや運動指導の著書も多数。

その時の条件は、「一切お金はいらない。そのかわりに選手扱いしてくれ」ということだけ。自由に球場でバットを振ったり、キャッチボールをしたりができる事。初めて野球を観た中学生の時以来の夢が、叶ったのです。

ところが精神論が当たり前のプロ野球界では、僕の理論は論外。当時は絶対に肩を冷やしてはいけないと言われていましたが、アメリカの大リーグの情報から、ピッチングの後のアイシングや水泳、テーピングによる固定などを推奨。

真逆の発想も、結果を出せば見方は一変。やがてプロ野球12球団から声がかかり、すべてを指導しました。僕の病院で療養する選手も増え、今では多分野のスポーツ選手が病院を訪れます。

スポーツドクター兼長寿野球の選手で超多忙

長嶋監督と同時代に活躍し、広島カープを初優勝に導いた名監督に、古葉武識さんという方がいます。彼はとても優秀で、試合の差配もすごかったですが、人柄が穏やかで紳士でもあり、心から尊敬できる素晴らしい人です。古葉さんに限らず、長嶋さんや王さん、若松さんなど、往年の名選手は、人にやさしく自分に厳しい方ばかりです。古葉さんとは長いつき合いで、彼と一緒に広めているのは高齢者が参加する野球です。お互いに元気であればこそ、できることですね。早起き野球は35年前から、寿野球はもう43年も前から続いています。全日本生涯野球は32年前から行っていますが、これには全国大会もあります。どの試合でも、僕は投手やいろいろなポジションで出場します。

僕の所属するチームは週に1回は練習をしますが、それ以外にも歩いたり、キャッチボールをしたり、毎朝の素振りも欠かしません。野球をしている時は、どんな高齢者でも少年のような顔で、目を輝かせては大いにしゃいでいます。こういった明るい刺激は、歳を取るごとに減ってきますから、野球は老化を遅らせるのに効果的です。

多くの野球選手が、故障やけがが、病気で苦しむと僕を頼ってきました。中には病院ではなく、僕の自宅に泊まって妻が作った料理を食べて完治した選手もいます。

妻はもう10年近く前に亡くなりましたが、多くの選手や監督が駆けつけ、涙を流してくれました。みんなに慕われる人でしたね。妻は7つ下の薬剤師でしたが、結婚後は子育てに専念。母としても女性としても、とても素敵なひとでした。

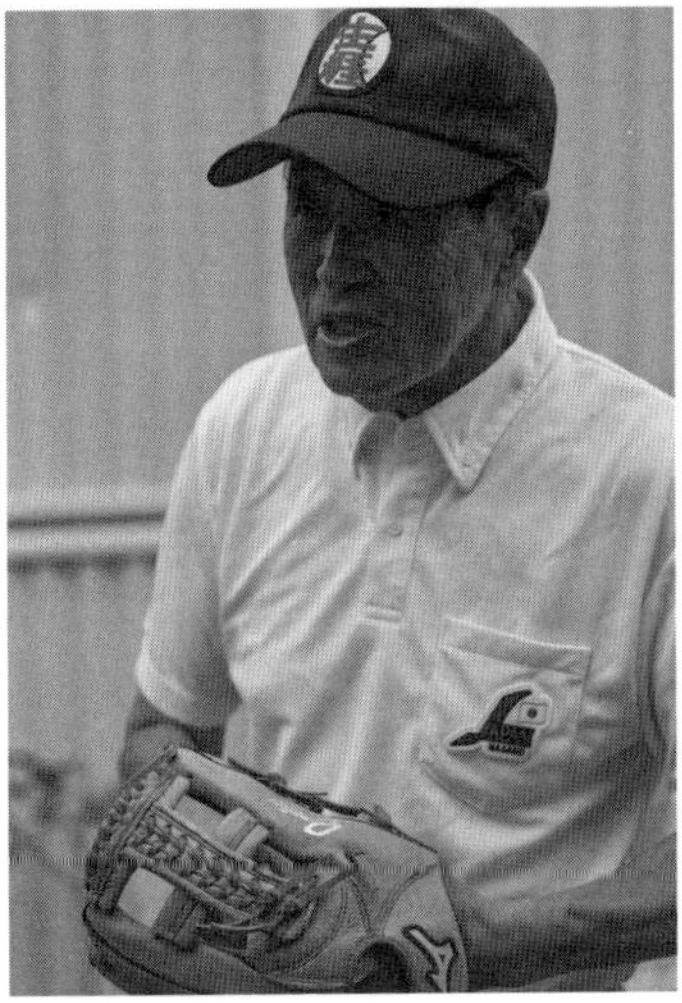

面倒見のよかった奥様を慕って、治療に訪れた選手たちが、病院ではなく、自宅に泊まることもしばしばでした。

吉松先生の一日

6：00	起床
7：00	ストレッチ、ランニング、 素振りなどトレーニング
8：00	朝食。隣接する家から長男が運んでくる
9：00	歩いて病院向かい診療開始 病院には月、火、金出勤
10：00	
11：00	
12：00	
13：00	昼食。自宅に戻ってとる
14：00	病院に戻り、午後の診療開始
15：00	
16：00	
17：00	診療終了 帰宅後時間があれば、
18：00	キャッチボールやトレーニング
19：00	夕食は 野球関係者との
20：00	会食や長女と外食などが多い
21：00	就寝
22：00	25：30に スポーツ新聞が届くので、 目が覚めてしまうと読む

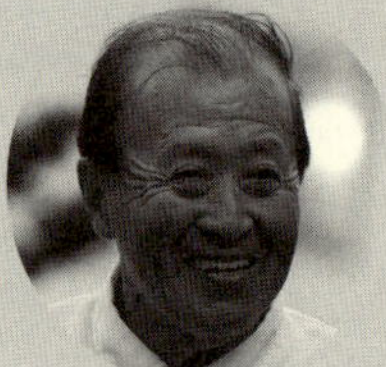

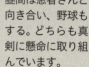

昼間は患者さんと向き合い、野球もする。どちらも真剣に懸命に取り組んでいます。

※毎週木曜日は近くで野球チームの練習を行う

筋力をアップする食事で、健康と若さをキープします

妻が亡くなってからは、朝食は隣接した家に住んでいる長男が運んでくれます。フルーツやヨーグルトなどを、お嫁さんがきれいに盛りつけてくれます。それにイチローが食べていたことで有名になりましたが、朝カレーもいただきます。カレーの香辛料には代謝を高める効果があるので、一日の活力源になりますからね。

昼は自宅で、ストックしてあるものを食べます。夜は人と会ったり、娘と外食したりという機会も多いですが、自宅で食べる時は豆腐、納豆を必ず食べます。

いずれにしても高齢者でもアスリートなので筋肉をつけるために、たんぱく質の多い食生活。魚は加熱したものか缶詰など、肉は上質の牛肉や豚肉、鶏肉などを。

20年前に前立腺がん、あとは子供の頃に結核を患った以外は、健康な高齢者です。

食

高齢者アスリートの吉松先生の日常の食事は、なかなかストイック。手軽でも筋力アップの効果があるものを考えて摂取します。

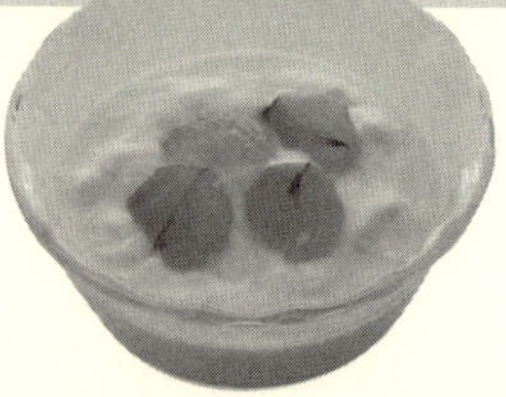

朝食

息子の家から毎朝デリバリー！

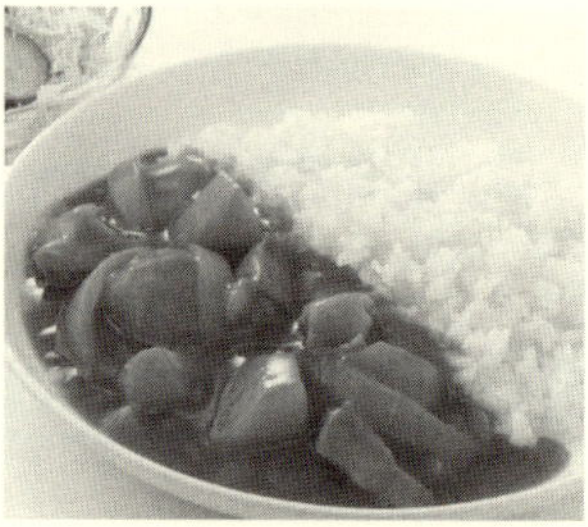

お嫁さんや息子が作った朝食が、運ばれてきます。これといった決まりはありませんが、ヨーグルトと季節のくだものは、絶対にいただきます。糖質オフを心がけているので、大好物のカレーライスは朝に食べて消化させます。

筋力アップ

たんぱく質をたくさんとって

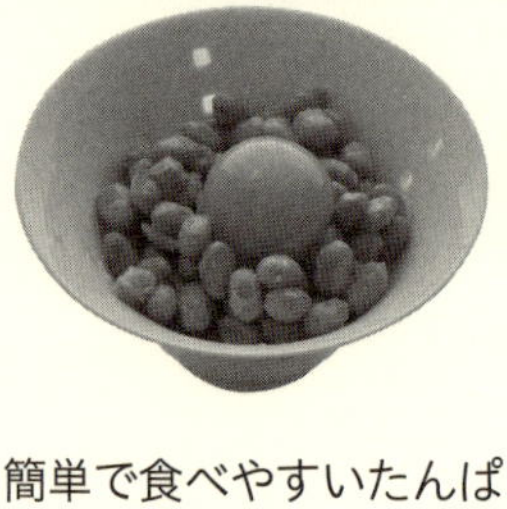

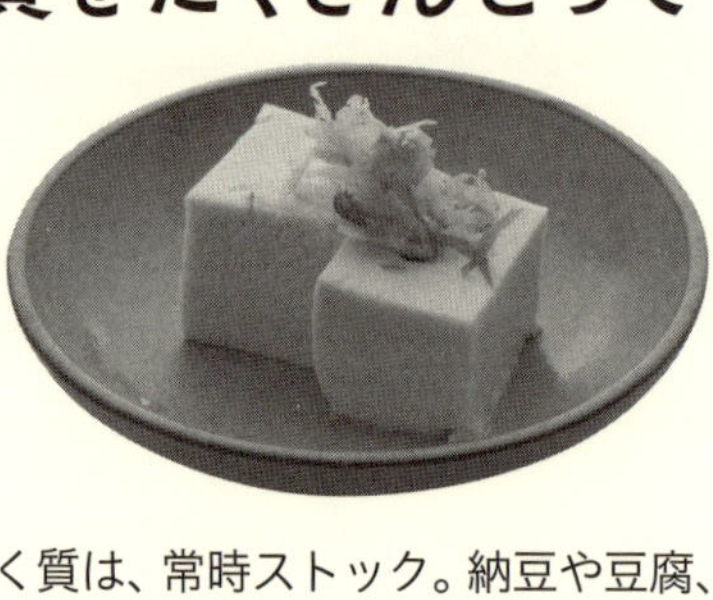

簡単で食べやすいたんぱく質は、常時ストック。納豆や豆腐、卵に鮭や鯖、ツナなどの缶詰は、便利なので、お昼や夜によく摂取します。コンビニの惣菜などを、次男のお嫁さんがまとめて送ってくれるので、それも助かります。

吉松先生の健歳

お酒

ノンアルコールに変えて

昔は結構、お酒も飲みましたし、嫌いではありません。でも血糖値が少し高かったのと、肝機能のことも考えて、今はもっぱらノンアルコールビール。最近のノンアルコールビールは、結構おいしいです。

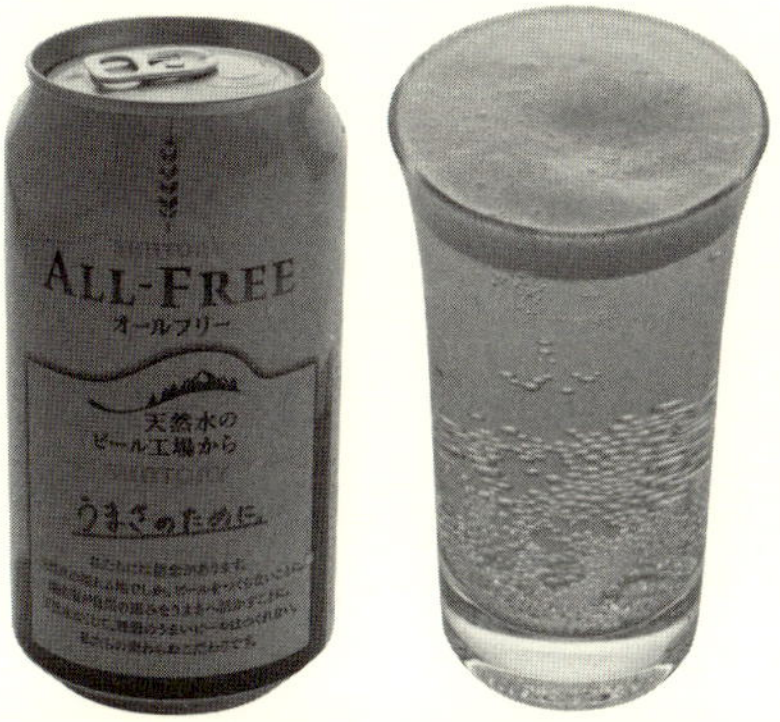

大好物!

自分へのご褒美はアイスクリーム

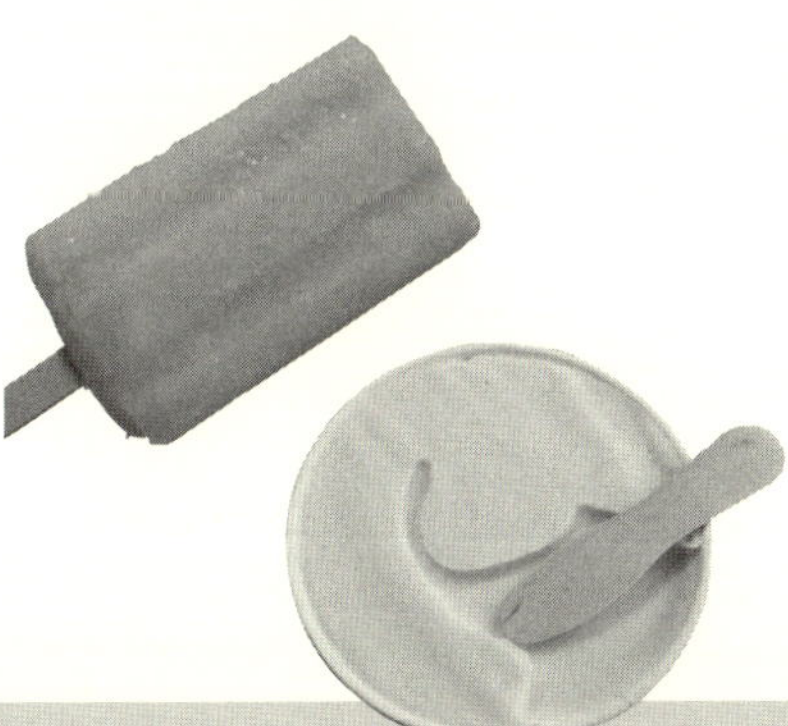

甘いものも嫌いではないので、困ります。ですから健康の数値がすごく改善されていたり、ちょっとご褒美というときに、アイスクリームやアイスキャンディーを少しだけいただきます。

老いる方法

[球速はまだ進化中]

野球

**現役野球プレイヤーは、
トレーニングをしながら、
日常をこなしていきます。**

体力アップトレーニング法

トレーニング法❶

エレベーターは使わずに、病院内は4階まで階段で移動します。続けていると、辛いとかも大変とか思わなくなります。今日も患者さんの病室に階段で向かいます。

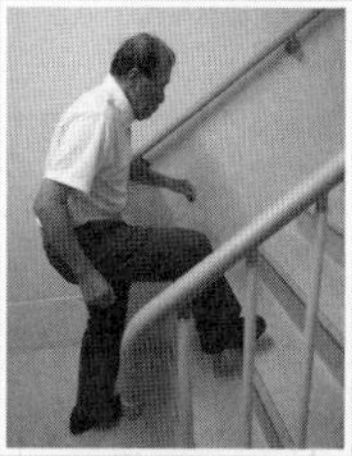

トレーニング法❷

キャッチボールに手加減は無用。相手をする息子や孫も、結構速い球を返してきます。今日は次男を相手に。ピッチングフォームは足を上げるので、股関節の運動になります。

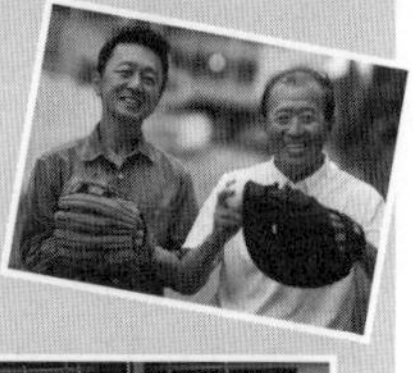

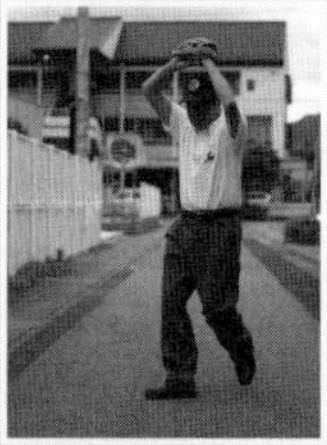

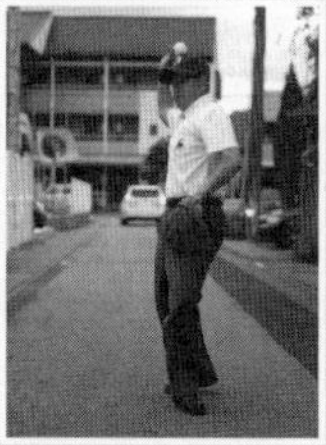

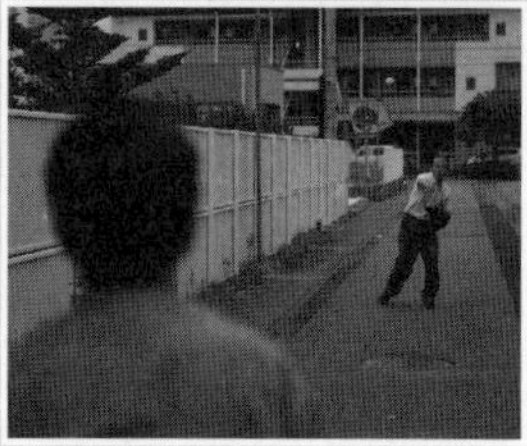

吉松俊一先生

吉松先生に学ぶ！ パワフルに

野球の練習は毎週木曜日に近所でやりますが、筋肉トレーニングやバッティングの素振りは毎日です。息子や孫と時間あればキャッチボール、相手がいないときは壁投げなどをします。

病院でも診察の合間や回診の時は、階段を利用します。時には2段ずつ昇って、脚力を鍛えています。回診は4階までありますが、もう20年はエレベーターを使っていませんね。

ちょっとした工夫で、いくつになっても筋肉はつきます。筋肉がつけば余分な脂肪は燃焼され、内臓や血管も丈夫になります。「辛いな」と思っても、続けることが大事です。

元気になって自信がつくと、メンタルも強くなります。そうなるとさらに健康になっていくという、健康の連鎖が起こります。

こんな僕の生活を子供たちや孫が、温かくサポート。そして近くに住む長女と長男が整形外科医、東京に住む次男は麻酔科医者として、病院を支えてくれます。お嫁さんたちも含めて、みんな親孝行です。

吉松俊一の大養生訓

一、筋力アップのトレーニングは欠かさない

一、エレベーターの使用は禁物

一、たんぱく質と糖質オフが食事の基本

一、病院と球場で多くの人に出会う

一、感謝の気持ちを忘れず、明るく笑う

吉松俊一先生

「筋力アップすれば背筋も伸びて若返ります」

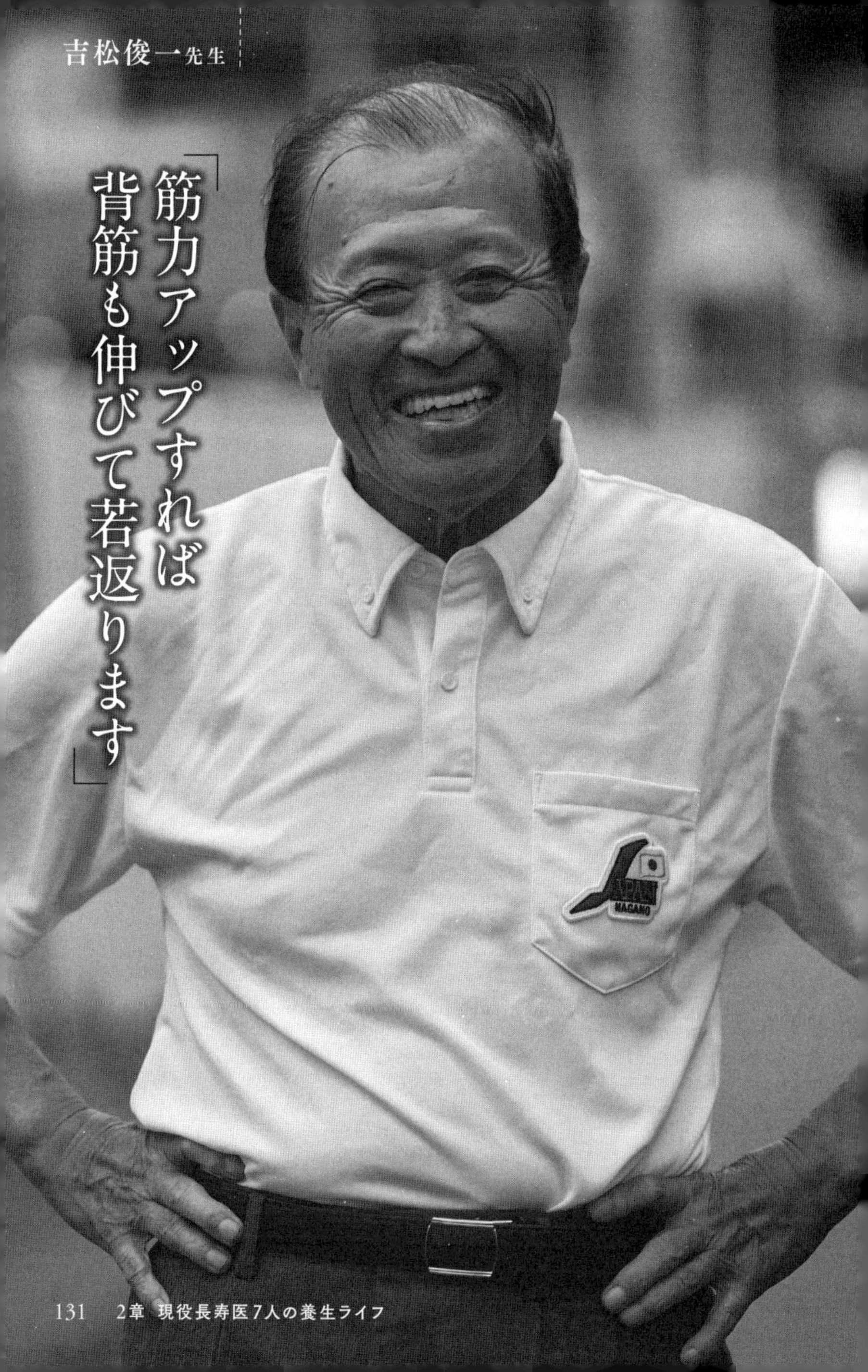

長寿医の晩酌

お酒は百薬の長

過度の飲酒は年齢に関わらず、健康寿命を脅かす行為。逆に適度な飲酒は、長寿の特効薬にもなります。さらにお酒を楽しく飲む事でストレスや疲れの解消にも。健康な長寿医たちは、毎日お酒を嗜む事が多い。まるで翌日を元気に過ごすための妙薬の処方箋を書いているようです。

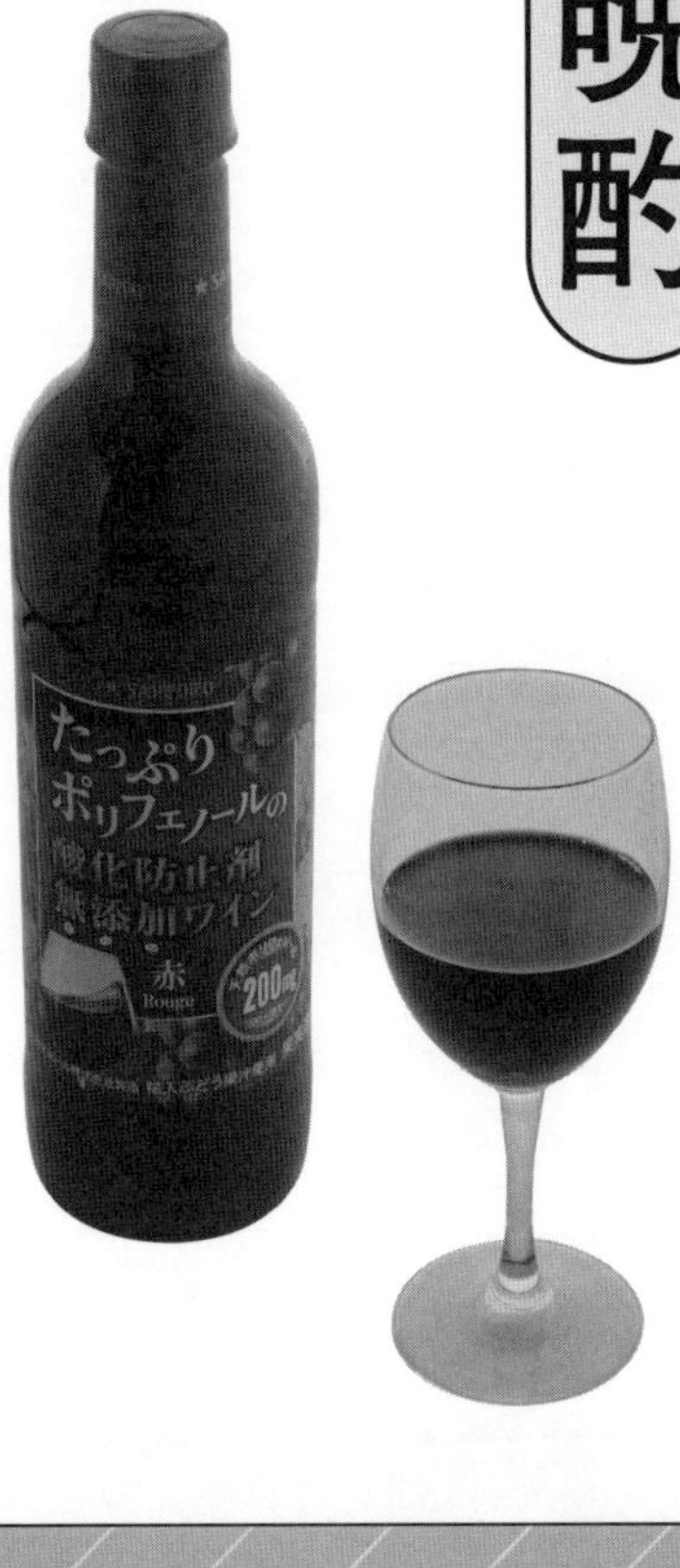

ワイン

赤ワインを飲む高齢者は脳の働きが活発で、記憶力や注意力の衰えが少ないとか。これは赤ワインのポリフェノールの抗酸化作用よるものと考えられます。75歳以上の人は赤ワインを適度に飲むと、アルツハイマー病や認知症のリスクを減らせると、期待されています。

焼酎

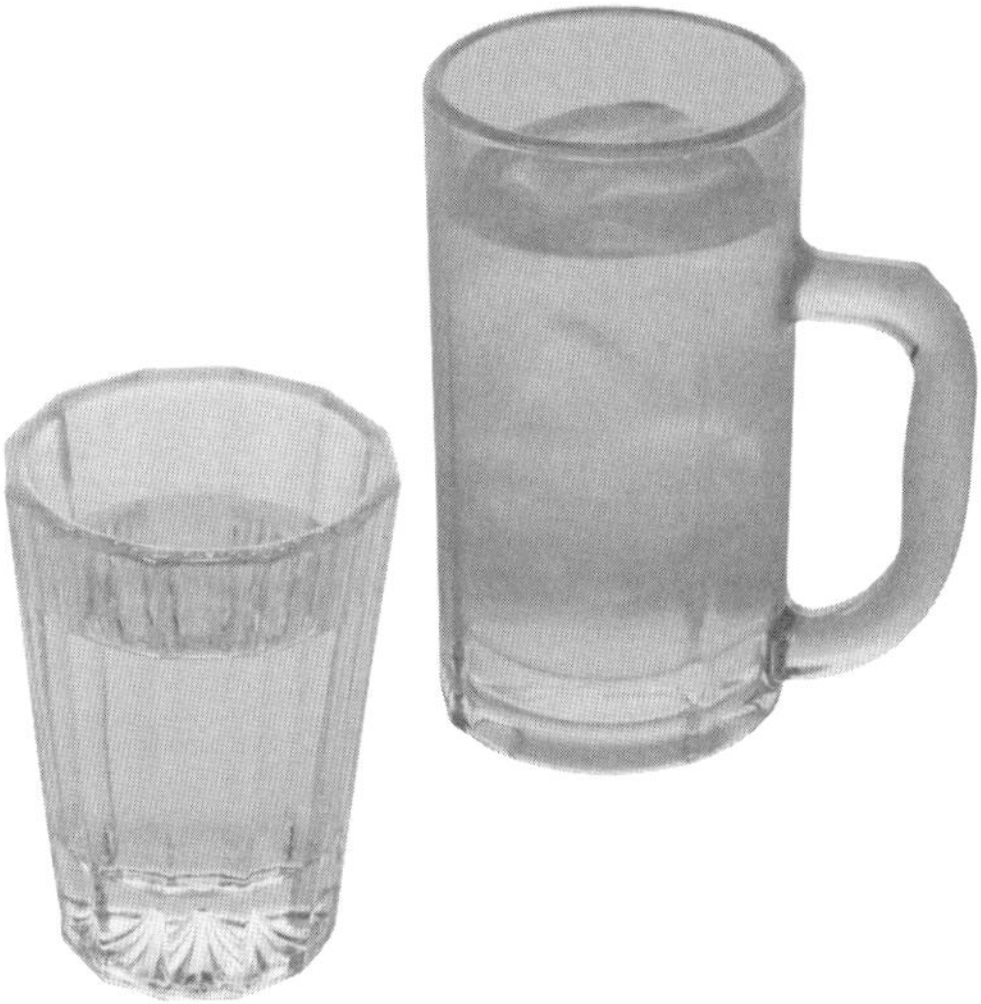

蒸留酒の焼酎は、酔いが覚めやすく、二日酔いになりにくいお酒です。とくに一回しか蒸留しない本格焼酎は、脳梗塞や心筋梗塞の原因となる血栓を溶かす物質を含みます。また善玉コレステロールを増やし、血管内に脂肪がつきにくくする働きもあります。

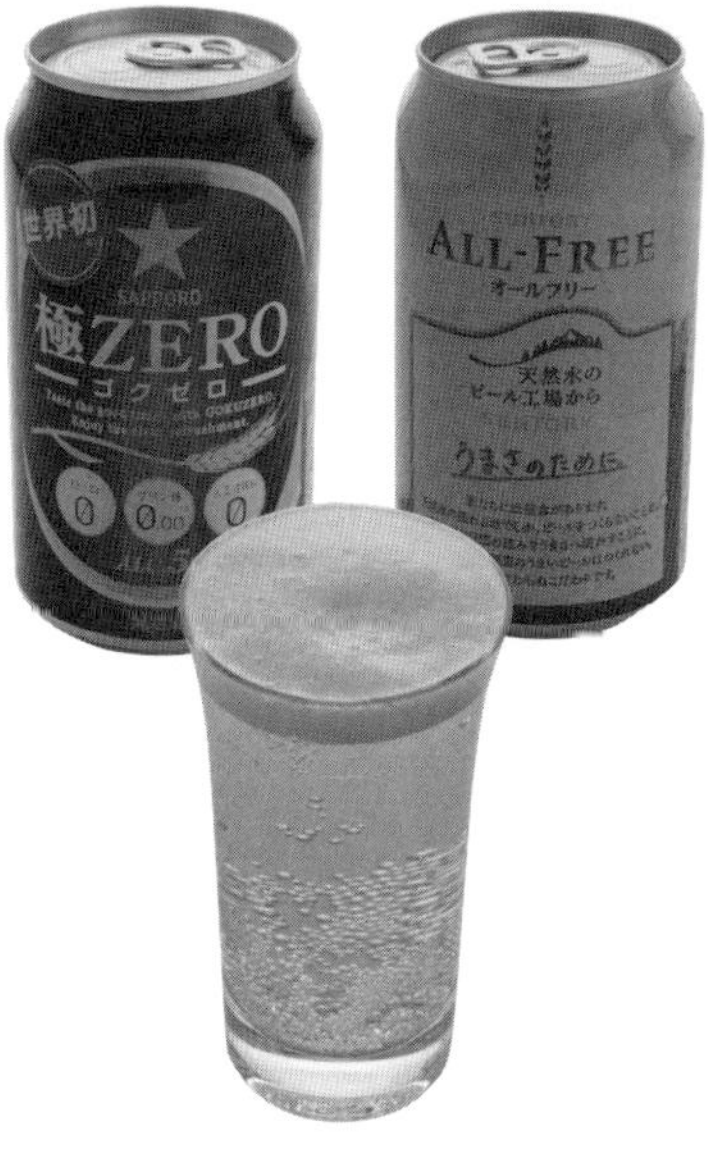

ビール

ビールは大昔のエジプトでは、胃薬、湿布薬、洗顔剤などに使われ、日本でも初めて醸造されたビールのは、薬局で販売されたといいます時が経ち、最近ではビールの苦味成分はホップの抗酸化物質で、酸化ストレス減少に有効であると、わかってきました。

長寿医の好奇心

いつだって興味津々

心理学の世界では“好奇心が強くて、新しい経験に挑戦することが大好き！”という心の持ち方を、「経験への開放性」と呼びます。高齢になって興味や関心の範囲を広げると、脳に刺激を与えて認知症予防に有効。いくつなっても若々しく幸せに歳をとる事ができます。

パソコン・スマートフォン・携帯

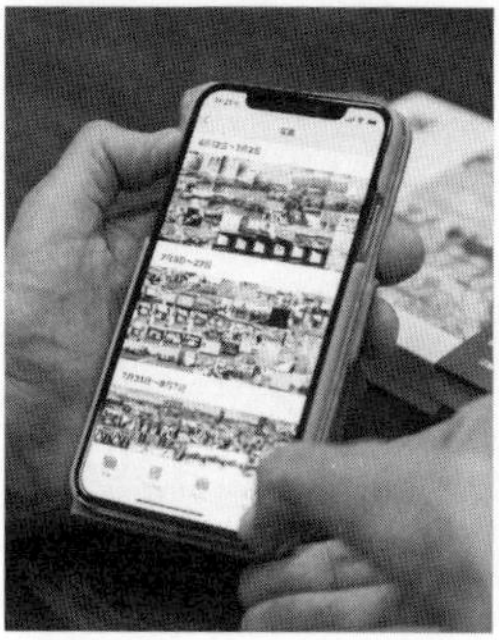

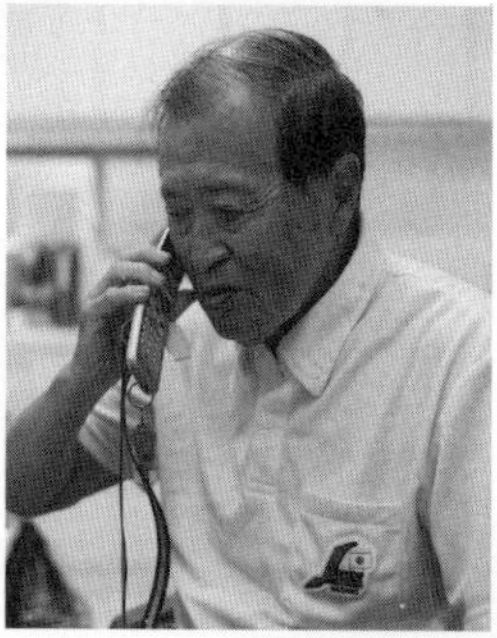

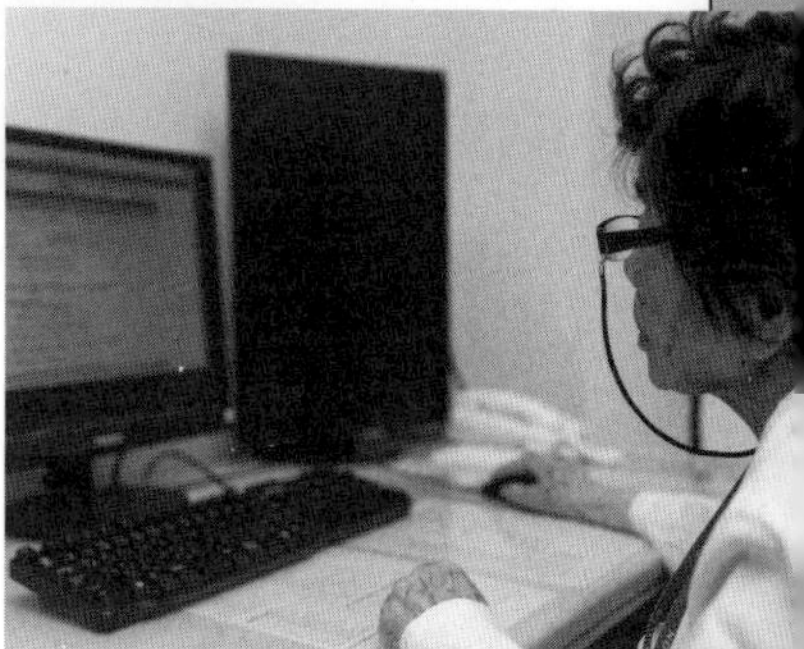

キャッシュレス時代の到来で、高齢者でもスマホを使いこなす必要が出てきました。長寿医たちは、カルテをパソコンで管理するため、いち早く使ってきた世代。携帯やスマホは、緊急時の呼び出しの連絡手段以外に。日々のデータを保存する場所としても活用します。

最新情報

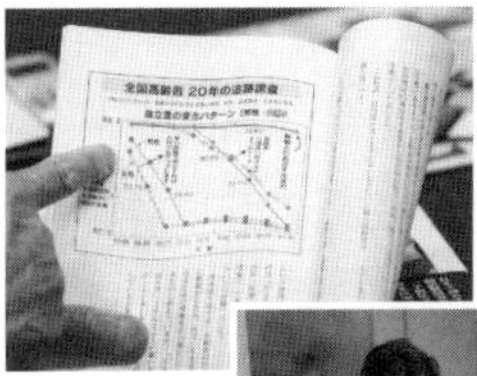

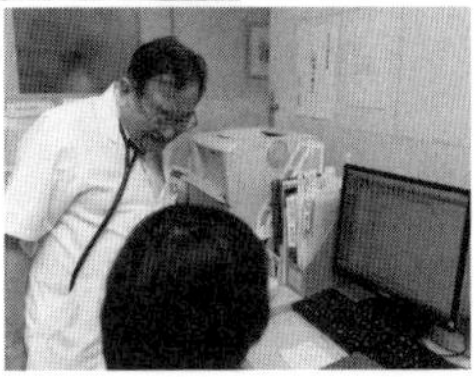

取材や執筆活動なども多い長寿医たち。そのためにいつも最新の医療事情、世間一般の様子などにアンテナを張り、新しい情報を発信できるよう準備。好奇心があればこそ、できる事です。

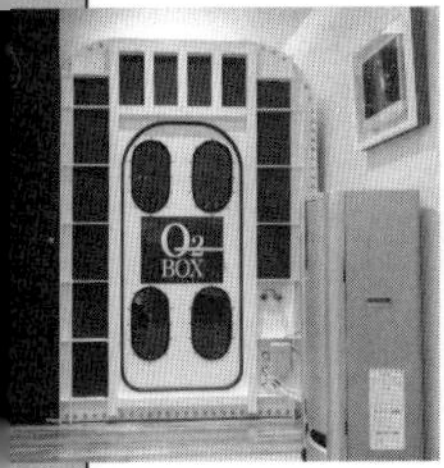

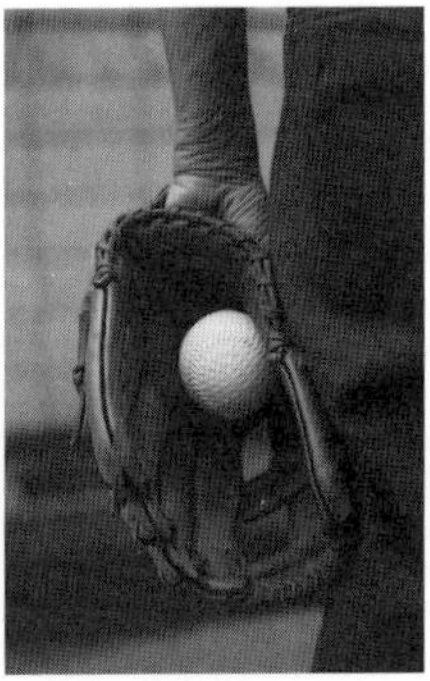

スポーツ

常に筋力アップを心がけ、そのために運動をしています。子供の頃から続けている場合もあれば、大人になって始めたものもありますが、みなさんある程度まで極めるまでやめません。

芸術

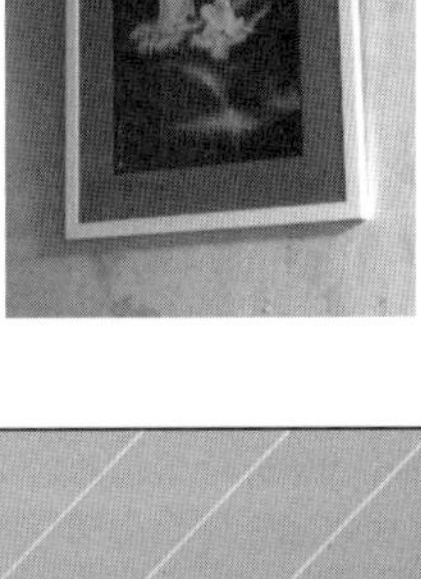

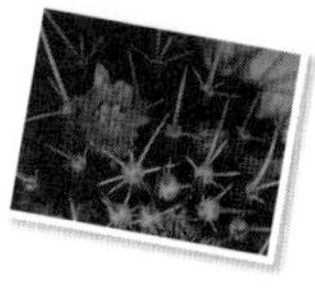

長寿医たちは、趣味の世界でもゴッドハンドの持ち主。繊細な油絵や水彩画を描いたり、写真を撮ればプロ並みだったり。医者でありながら、アーティストとしての感覚もあります。

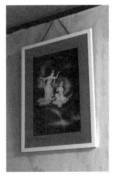

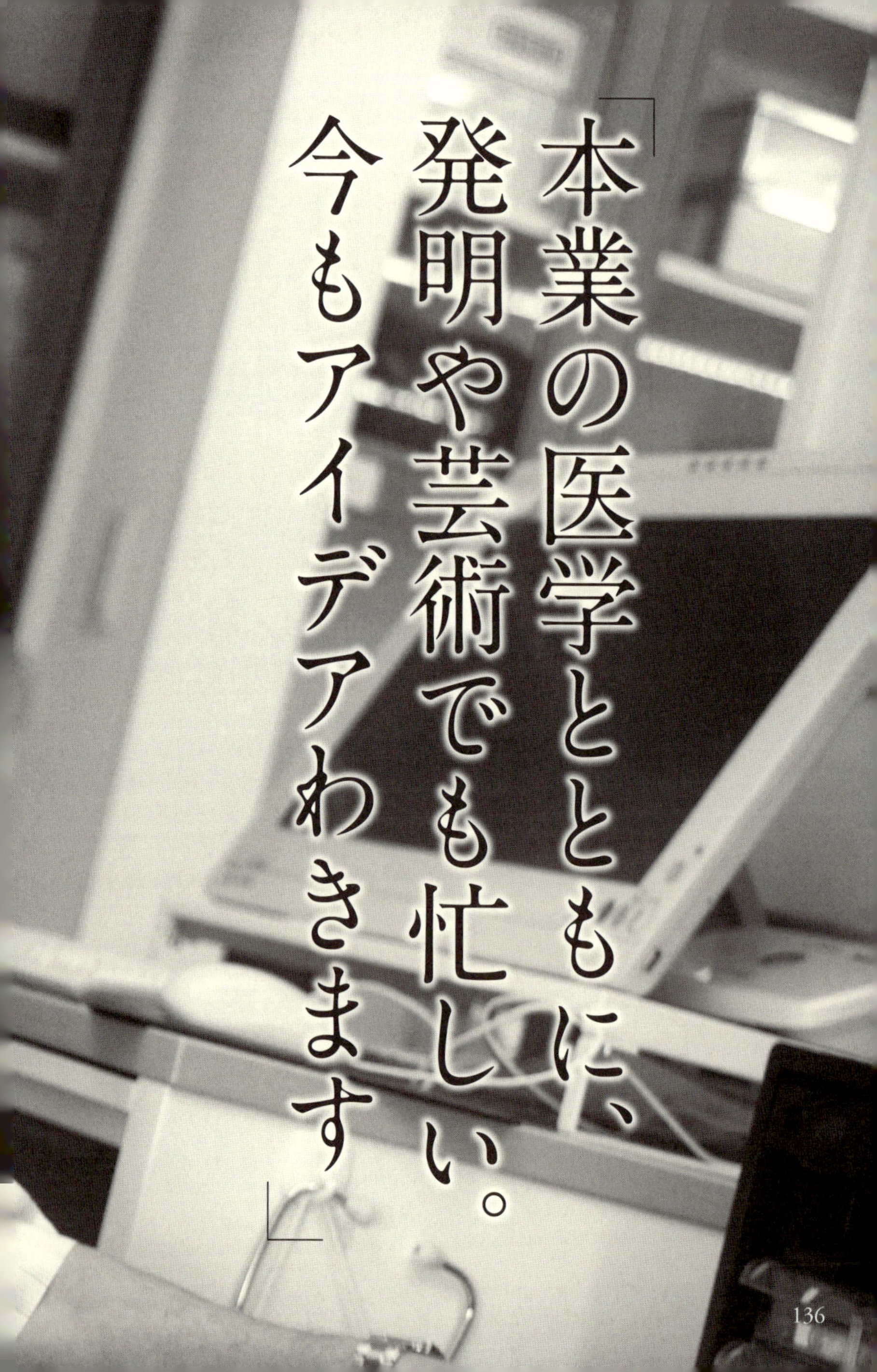

「本業の医学とともに、
発明や芸術でも忙しい。
今もアイデアわきます」

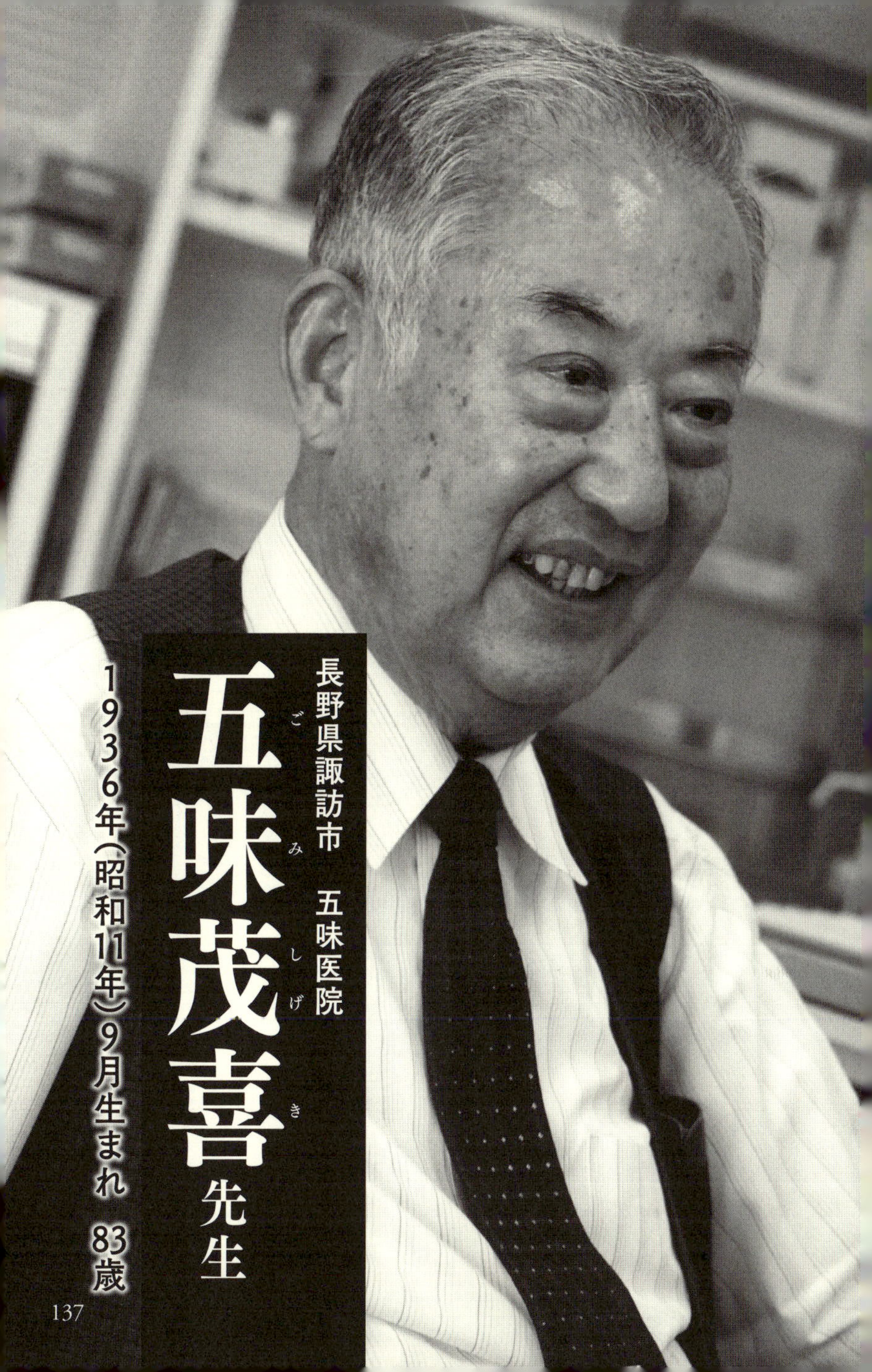

長野県諏訪市　五味医院

五《ご》味《み》茂《しげ》喜《き》先生

1936年(昭和11年)9月生まれ　83歳

絵の道と悩んで、父と同じ医者を選びました

諏訪の高島城に向かう道の途中に建つ五味医院は、昨年移転して新しく開院したもの。ここでご長男とともに大人から子供までを毎日診察し、地元でなくてはならない存在なのです。

父方の家系が医者で、叔父はさいたま市岩槻区で産婦人科を開いていましたが、江戸中期くらいから医術を施す一族だったようです。父は東京に出て、王子で眼科を開業しました。

五味先生の人生カルテ

1936(昭和11)年 9月
東京王子生まれ

1944(昭和19)年
空襲で焼け出され、
現さいたま市岩槻区に移住
8歳

1965(昭和40)年
群馬大学医学部卒業
国立豊橋病院、
国立小児病院などに勤務
29歳

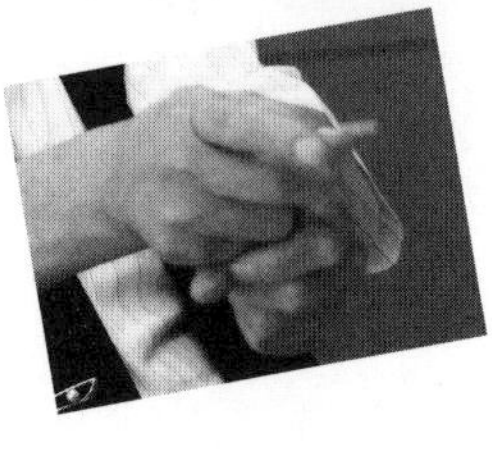

僕は東京生まれですが、戦災で家を焼かれたので岩槻に疎開しました。それから高校までを岩槻で過ごし、そこから都内の高校に通学。大学は群馬県で過ごしました。

父の兄弟や親せきにも医者が多かったので、医師になることを嘱望されていました。しかし僕は絵描きになりたくて、両親には黙って絵の道に進もうと密かに思っていました。

しかし父の友人に説得され、医師を志すことに。その当時、終戦後で医学部の倍率はものすごく高くて、医科歯科大は60倍、群馬大が48倍という時代でした。僕は受験の準備が遅かったから、2浪して群馬大学医学部に入学しました。

1967(昭和43)年 31歳
船医として乗船し、豪州へ

1969(昭和44)年 32歳
結婚。
賛育会病院、外科医長

1973(昭和48)年 37歳
諏訪に移住。
翌年五味医院院長を継ぐ

1982(昭和57)年 46歳
タロットカード制作し、市販化される

2006(平成18)年 70歳
最高裁長官表彰

2015(平成27)年 79歳
旭日双光章叙勲

(2019年現在　83歳)

妻と出会い岳父の医院を継承。諏訪はもはや故郷です

インターンは都立広尾病院へ行き、その後、東京医科歯科大学病院の外科医や麻酔科として勤務。小児外科が専門でしたが、いろいろな部署を巡りました。

上司だった教授の命令で、1968年（昭和43年）には、太平洋戦争の戦死者の遺骨収集と親善を兼ねた船に船医として乗り、オーストラリアへ。途中でパプアニューギニアの小さな島とか、フィリピン付近などで、遺骨を集めてはりんご箱に入れ、200箱くらいになったでしょうか。当時はDNA鑑定などの技術はまだないですから、埋まっていた状況で日本兵だとか判断するしかありません。おびただしい遺骨を見ると、戦争の残酷さに胸がいっぱいになりました。

帰国の翌年、結婚の話が持ち上がりました。父の同級生に紹介されたのが、ひとま

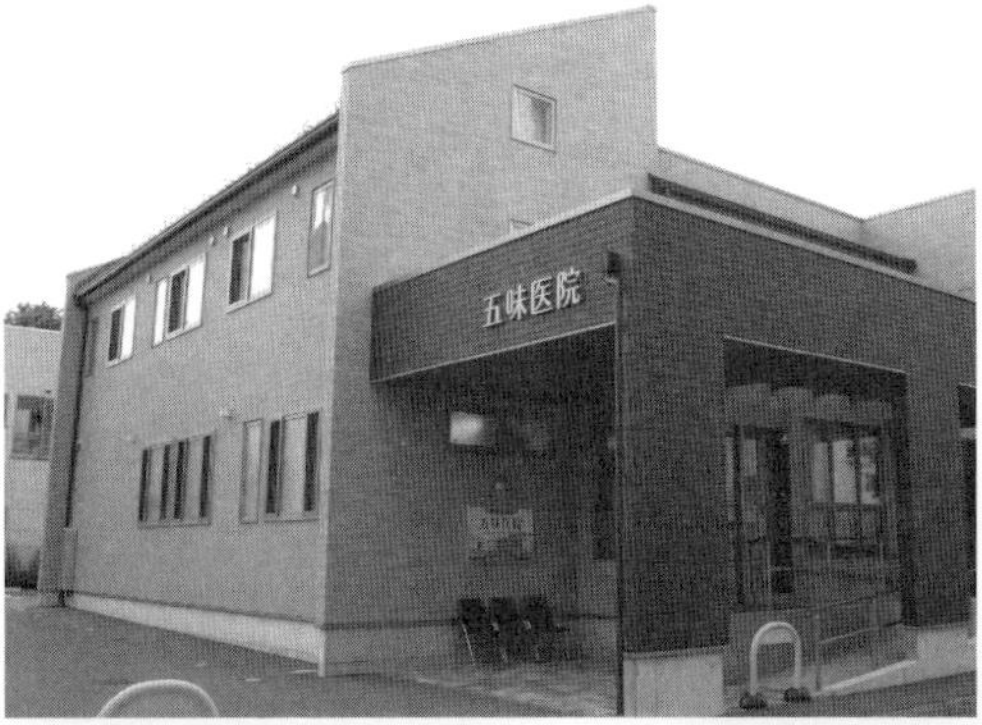

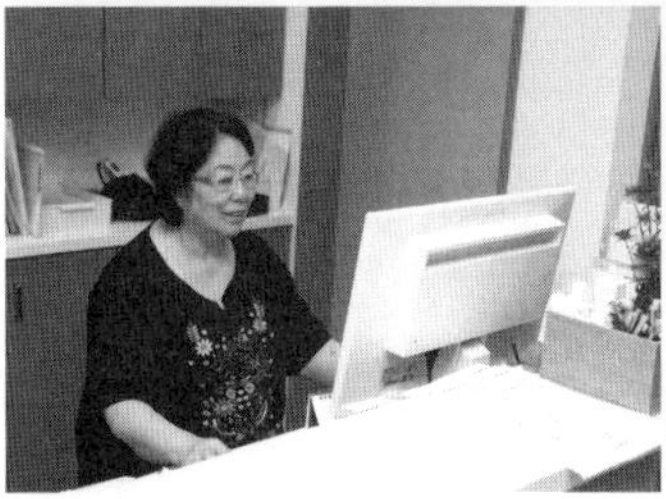

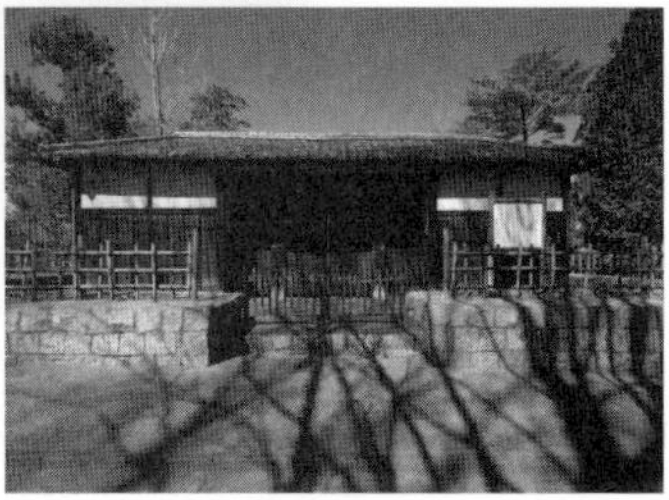

（上、左下）2018年に新築の医院を開く。受付では変わらず、妻の由美子さんが笑顔で対応します。（右下）岩槻に残る、岩槻城黒門。今も旧跡が街には点在。

わり歳が違った家内です。当時は東京の短大に通っているお嬢さんで、同席した紹介者がべた褒め。家内はもちろん、岳父もひと目で私を気に入り、半年後に結婚しました。

　新婚生活は東京でスタートしましたが、子供が幼稚園入る頃に、長野県諏訪市に転居。当時は勤務医で、長男といえども継ぐべき病院も戦災でなくしているので、諏訪に来ることは自分で決めました。当時岳父も諏訪市医師会の会長などで多忙だったので、副院長として手伝い、翌年に院長に。岳父も80歳過ぎまで現役でした。

でも実母はやはり長男が医院を再興してくれることを望んだのでしょう。大反対にあいました。そこでいずれ子供を医者にして、岩槻に病院を建てますと約束し、許してもらいました。

私は小児外科医ですが、諏訪に来てからは総合診療ということで、幅広い年齢の患者さんを診てきました。子供には診察の後、ポッキーをあげるので「ポッキー先生」というニックネームで呼ばれています。今では諏訪市が一番長くなりました。

触診や聴診器で心音を聞いたり、懐中電灯も使います。今、触診をしない医者が増えていますが、やはり診て、触って、どこが悪いか判断できないといけない。昔は触診や聴診はもちろん、内診で患者と会話できないといけないと、教授に厳しく言われました。僕の内科医の叔父などは聴診器で心臓の病気を、80種類全部判断できたと豪語していましたよ。

〝手当て〟という言葉がありますが、触診で手の温かさが伝わると、患者さんは気持ちが安らぐ。診る側も患者さんの体温を通して、幸せな気持ちになれる。このふれあいが医療の原点。僕も患者さんに元気をもらって、約60年、医者を続けて来られたんです。

　だから患者さんのために「少しでも早く治りますように」と、毎朝お祈りをしています。手術した患者さんがいると、少しでもきれいに治るようにって。

　同時に カルテはパソコンで管理するのが当たり前の時代ですから、新しいことも覚えなければいけません。こういった刺激は、脳の活性化に役立ちます。

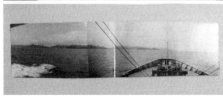

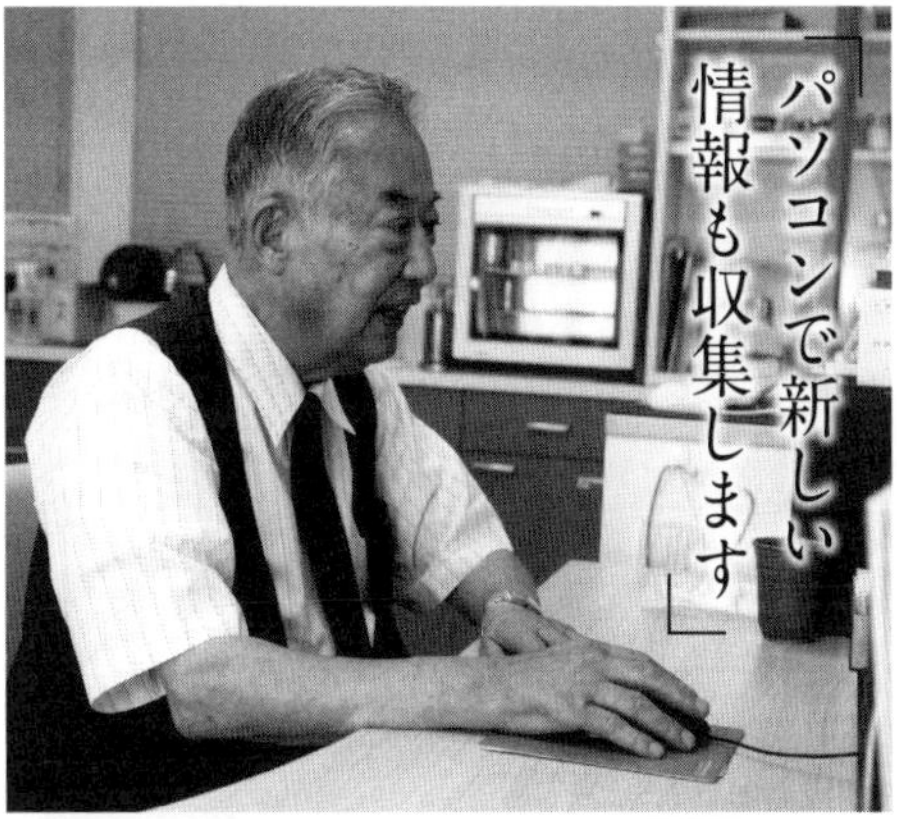

（左）患者さんの治癒を願いながら、パソコンに向かう日々。（下）船医としてオーストラリア方面に向かい、まっ黒に日焼けしていた30歳代前半。

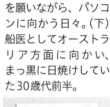

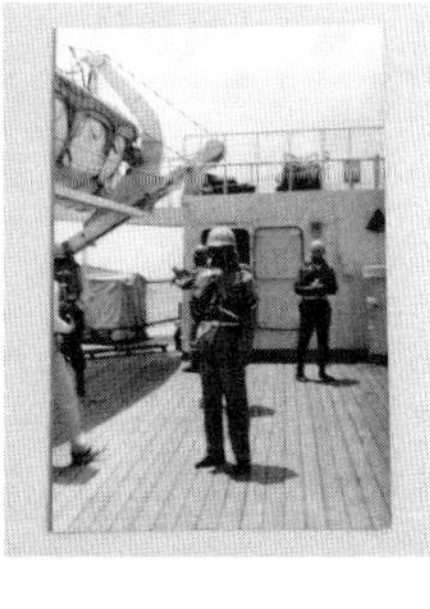

旺盛な探求心で発明や音楽、絵画もプロ級

僕は本業の医者としての理系の分野、絵や音楽などの文系の分野のどちらも得意。両手で同時に字を書いたり、絵を描いたり、はさみで切ることもできます。

絵画は高校時代に習っていた先生に芸大受験を進められたほどで、医者になってからも油絵や水彩画などを描いてきました。今でも絵を描くのは好きですね。

また中学の時に音楽を教わった先生が作曲家としても有名な人で、作詞や作曲の手ほどきを受けました。当時住んでいたさいたま市岩槻区の歌を作詞したこともありました。家内は声楽をやっているので、夫婦揃って音楽は共通の趣味。以前はとくミュージカルなど観に、東京へも出向きました。

もともと好奇心が旺盛なので、発明も大好き。手術方法や絆創膏、処方箋テキスト

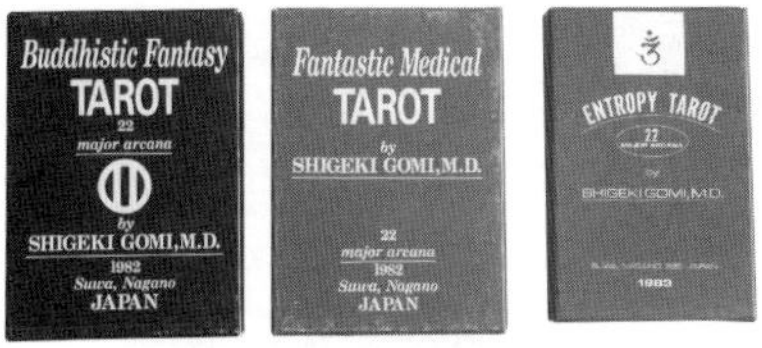

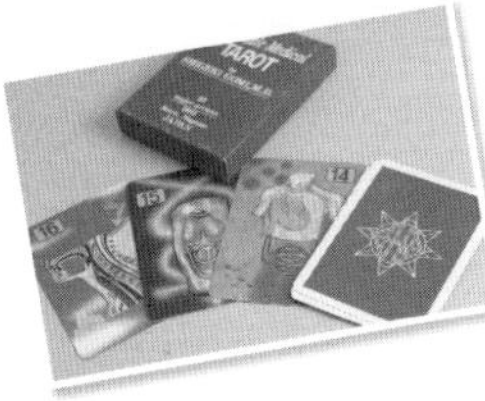

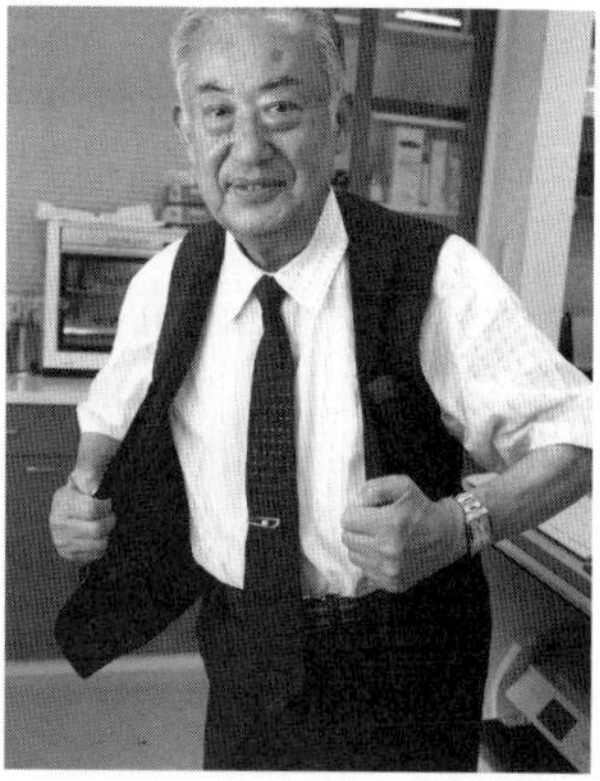

（右）チョッキを羽織れば、どこでも手ぶらでOK。（左）オリジナルのタロットカード3種。タロット大百科事典の第3巻に掲載され、1980年代前半には商品化され、完売するほどの人気を博しました。

など、仕事に役立つこともあれこれ考えました。処方箋テキストは、処方内容を書いたポケットサイズの本です。

子供に買ったタロットカードに興味をもち、調べ出したら奥が深くはまってしまったことも。そこで「医学タロット」「仏教タロット」「エントロピー（物理）タロット」の3種類を作成しました。カードの絵も、すべて私が描きました。

そして今、着ているチョッキ。これもわたしのデザインで、ポケットを多くつけました。これを着れば鞄はいりません。

今でも興味がわく事は多くあり、頭がまだまだ柔和な証拠と自負しています。

五味先生の一日

4：30	起床。剣道の素振100回、
5：00	ストレッチなど体操を30分
6：00	自宅の温泉に入浴、その後朝食
7：00	
8：00	
9：00	五味医院に徒歩通勤 診療開始。拘置所などへ往診
10：00	
11：00	
12：00	
13：00	昼食 昼休みには書類の整理
14：00	
15：00	午後の診療開始
16：00	
17：00	
18：00	外科の診療終了
18：30	車でスーパーへ。その日の夕食食材を探す
19：00	
19：30	夕食
20：00	
21：00	
21：30	就寝

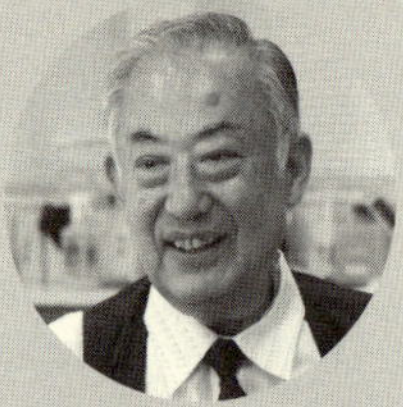

水分不足も体に悪いので、診療の合間に補求します。

夕食は好きな食材をスーパーで調達。それを妻が絶品の料理に！

体重を減らせと言われていますので、糖質オフを実践しています。家では米食は一切食べません。果物も好きですが、柿など糖質の多いものは控えています。それでもキウイフルーツはヨーグルトと合わせたりして、よく食べます。

コーヒーも好きですが、砂糖やミルクは入れずブラックで。お酒は体のことを考えてカロリー、糖質、プリン体カットの発泡酒にしています。食事は朝、昼、晩だと、ゆっくりできる夜が一番たくさん食べますね。本当は運動量の多い昼にたっぷり食べるのが理想的ですが、昼は賄いの方が作ったものをいただきます。おいしいんですけど、とにかく野菜が多い。体のことを考えればありがたいのですが、たまに「うさぎの気持ちがわかる気がする」と言っては、家内に叱られます。

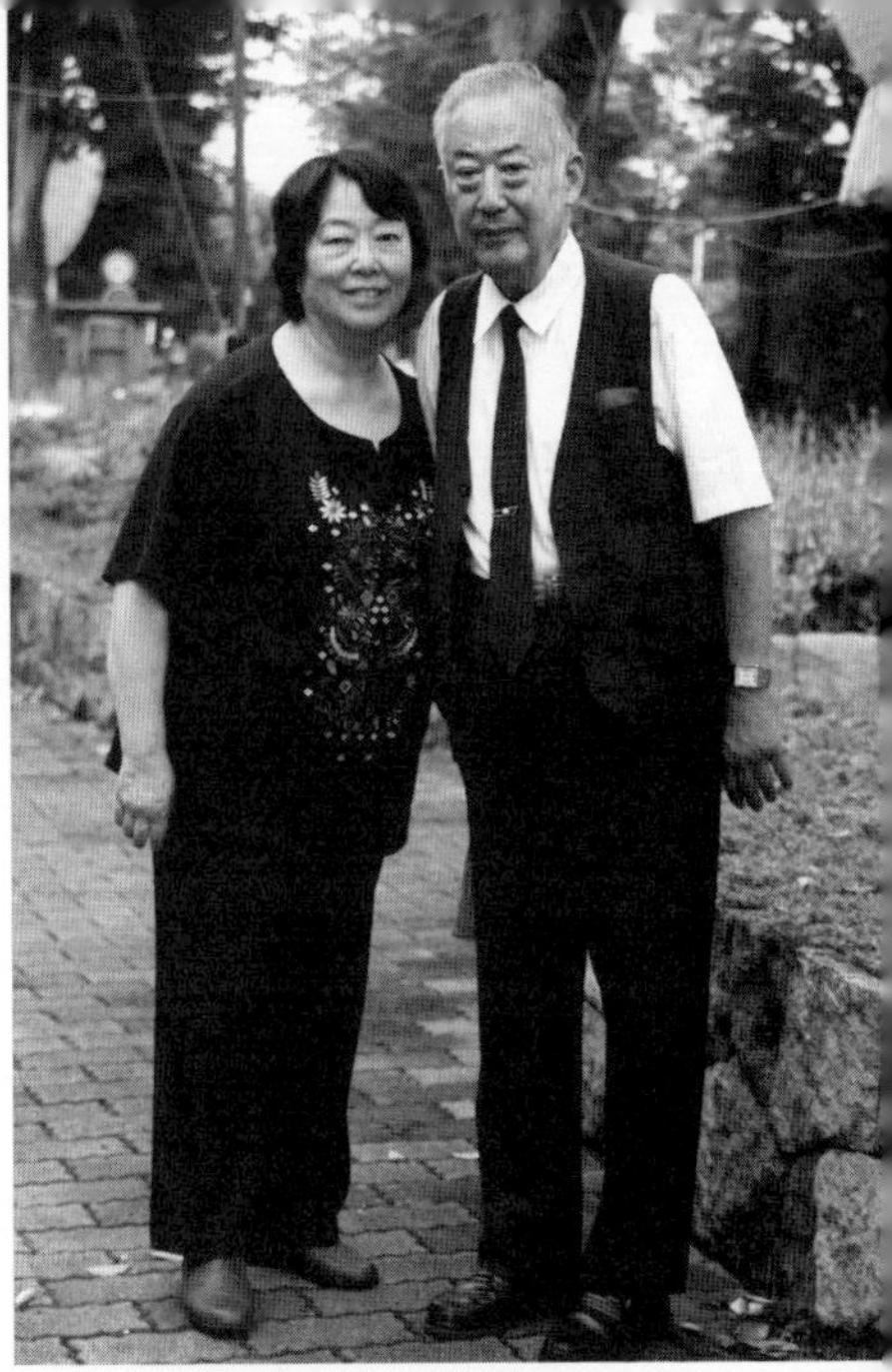

自宅から医院までは、夫婦で並んで通勤。仲睦まじい姿は地元でも評判。

土曜日は診察が午前中で終わるので、この日だけはお昼はラーメンやそばなど、外食に。うなぎも好きですが、カロリーが高いから、たまに少しだけいただきます。

朝はヨーグルトにフルーツ、コーヒーと軽め。お米は以前は食べていましたが、体重を落とせと言われているので控えています。

夕ごはんは好きなものを食べたいから、自分で食材を買い、家内に渡します。広いスーパー内を歩くのも運動とリハビリと考え、行ったり来たり。まずはビールのおつまみを探し、お刺身やチーズ、アンチョビなどをよく買います。締めには糖質の低いそばの実を、家内がそばがゆにしてくれるので、これを味つけせずに食べます。

3食ともに、必ずたんぱく質は多く摂ります。たんぱく質は筋肉づくりにかかせませんし、脂肪を燃焼してダイエットも促進すると言われていますから、大事です。肉と魚どちらも食べますが、さっぱりとした味わいが好みです。

好きなお刺身は、育った埼玉では新鮮なものはなかなか口にできませんでした。ですから船医をしていた時は、新鮮なものが堪能できるのがうれしかった。とくに新鮮な飛魚が好きでしたね。日本では飛魚のお刺身なんてあまり食べられないから、貴重な経験です。肉も大好き。できるだけ脂身のない部位を選んで、いただきます。牛肉のヒレが多いですね。

2本くらいは差し歯もありますが、残りは自分の歯。噛むことは脳にも内臓にも大事で、固いものを噛まなきゃだめです。

夜が明けるとともに起きて、運動して仕事となると、かなりの活動量。食事はしっかりといただきますが、高血圧や肥満を緩和できるよう気をつけながらです。

床に入ると、あっという間に熟睡。眠る前には「まだ神様に生かされている。毎日ちゃんと生きて、役に立つことをやるだけ」とささやきます。自分が元気なのも、神様に生かされているからで「もうちょっと生きなさい。」そう言われている気がするんです。

食

高齢の男性には珍しく、“男子厨房に入る”派。かなりの健啖家ながら健康管理は意識して、自分で吟味したものを揃えて楽しみます。

朝食

ヨーグルト、フルーツ、コーヒーで軽めに

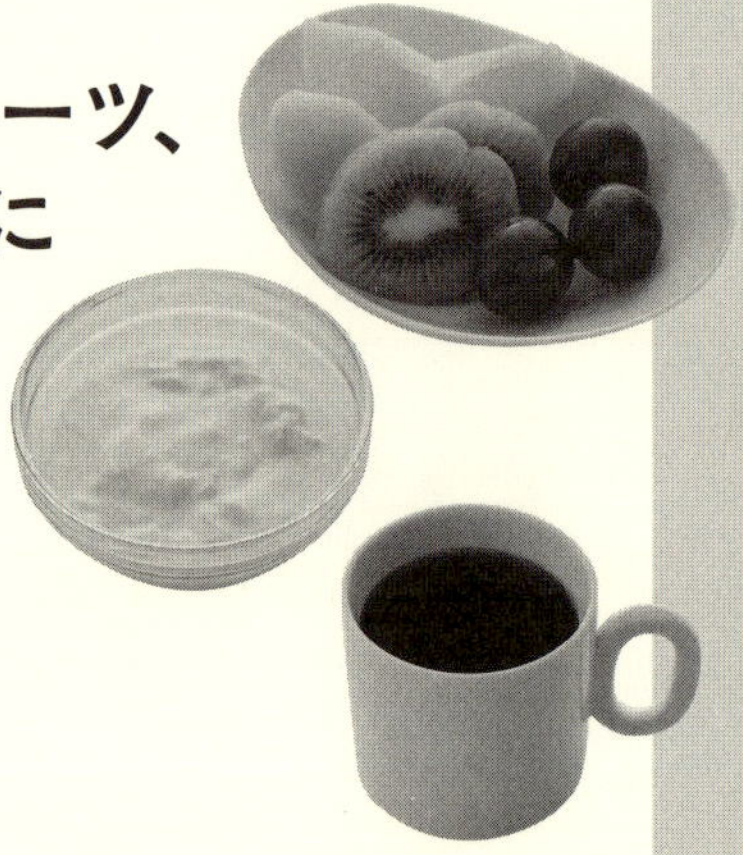

朝食はカルシムと補給と腸内環境を整えるためにヨーグルトを食べます。これに糖質やカロリーの少ないフルーツ、大好きなコーヒーをブラックで合わせます。たまにパンを食べることもありますが、量はほんの少しです。

夕食

その日の気分で、食べたいものを酒のあてに

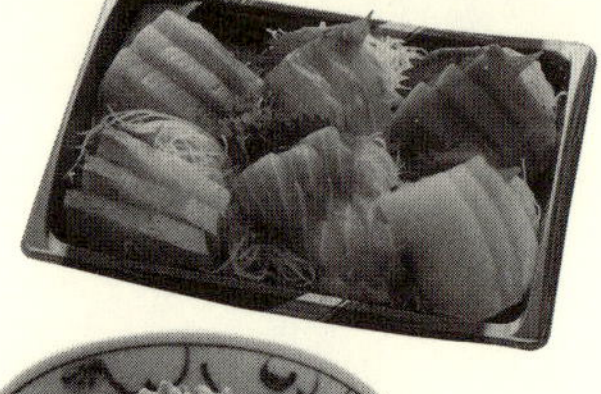

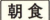

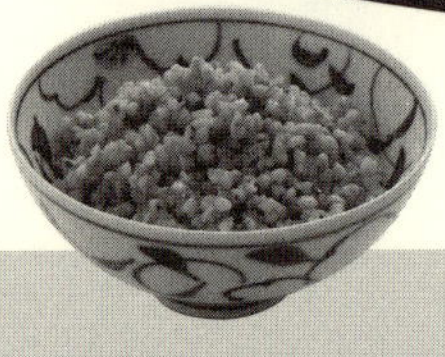

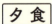

夕食のお楽しみはビール。スーパーで探すものは、まずはお酒のおつまみになりそうなものから。お刺身は大好きなので、必ずといってよいほど食べます。締めにはゆでたそばの実を。味つけなしでも風味がよいので、おいしい。

五味先生の健歳

昼食

平日は病院の賄いの方が作るものを。土曜日は夫婦で外食を楽しみます

平日の昼食

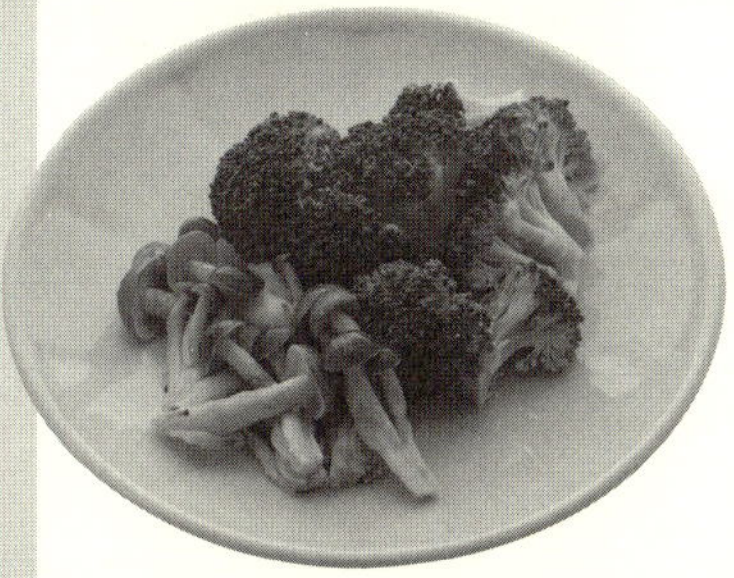

家内が病院の仕事で忙しいので、平日のお昼は賄いの方をお願いしています。煮物など野菜たっぷりです。土曜日のお昼は、外食。諏訪はそばの名産地でもあるので、打ちたてを楽しめるお店が多い。天ぷらを合わせますが、完食です。

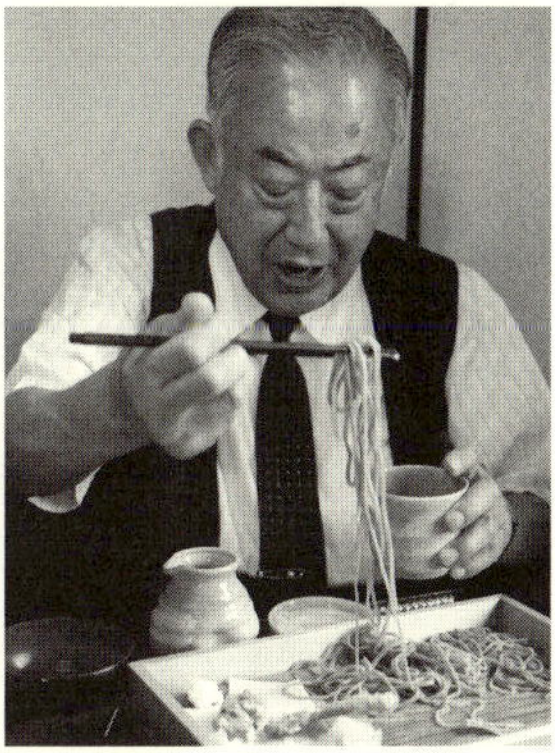

休日の昼食

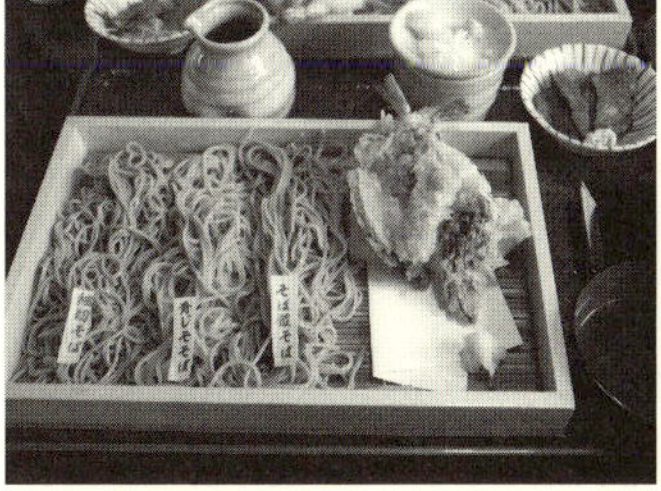

老いる方法

愛するもの

［ 好きなもので至福を ］

**趣味人で食通の五味先生は、
何でも興味をもって接します。
結果、好きなものに囲まれることに。**

温泉

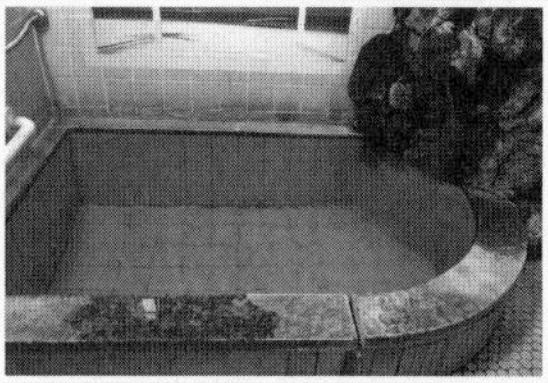

我が家のお風呂は、温泉を引いています。諏訪の温泉は、泉質が単純硫黄泉で、腰痛や神経痛に効果があり。寝る前にゆっくり浸かります。

武道

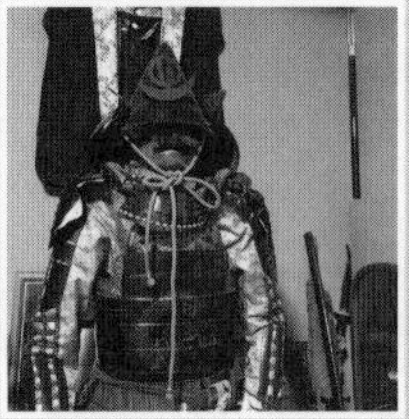

直心影流免許皆伝の祖父直伝で剣道は三段。武士の家系なので、床の間には伝来の鎧かぶとを飾っています。

家族

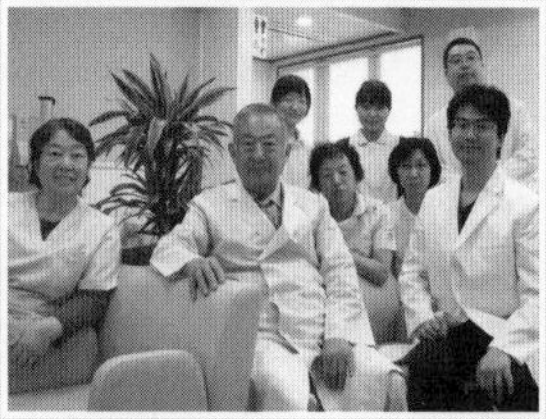

昼間は妻や息子、看護師さんたちに囲まれて、にぎやかに診療をします。

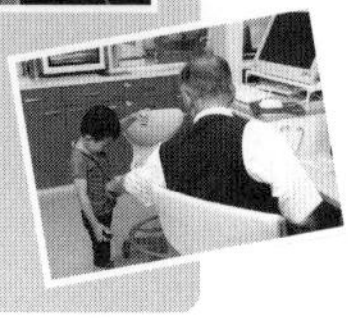

五味先生に学ぶ！

明るく

朝は4：30に起き、まず30分くらいかけて、手足や腰のストレッチ、腕立て伏せなど。その後は、子供の頃から続けているもので、竹刀を100回振ります。これがすんだら、前夜、妻が用意しておいてくれた朝食を、並べて食べます。50年をともにした妻は朝が弱いので、ゆっくり休ませてあげます。

新しい医院では、診察を長男とともにし、事務は次男や妻が担当しています。医院の2階が長男一家の住まいになっているので、休み時間や診療が終わると、かわいい孫と遊びます。

僕は一度、脈が止まった事があり、ペースメーカーを入れています。だから身障者手帳をもっているんです。また去年くらいから坐骨神経痛が出てきて、脚にしびれを感じる事もあります。ですから、車での移動が多くなりました。

そんな体調不良や一日の疲れを癒してくれるのは、お風呂。温泉地でもある諏訪は、家庭に温泉が引けるので、家で毎日温泉療養をしています。

五味茂喜の大養生訓

一、剣道の素振りとストレッチを毎日行なう
一、妻や家族、患者さんと明るくふれあう
一、糖質オフ、たんぱく質多めの食事
一、好奇心を忘れず、常にチャレンジ
一、地元のおいしいものと温泉で癒す

五味茂喜先生

「触診の〝手当て〟を通して、患者さんから元気をもらいます」

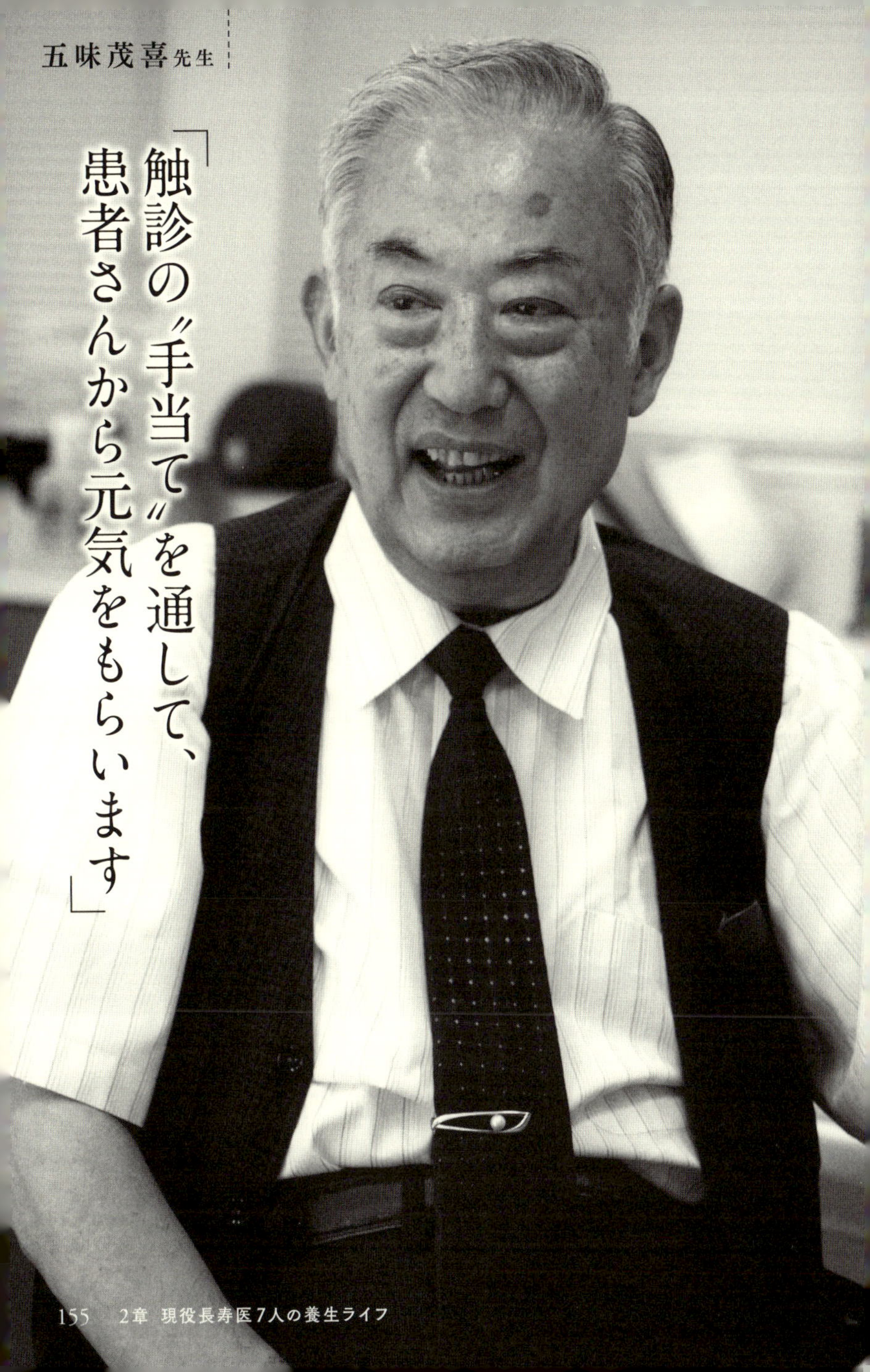

「毎日、朝から夕方まで院内を歩きまわって、医の探求心を養います」

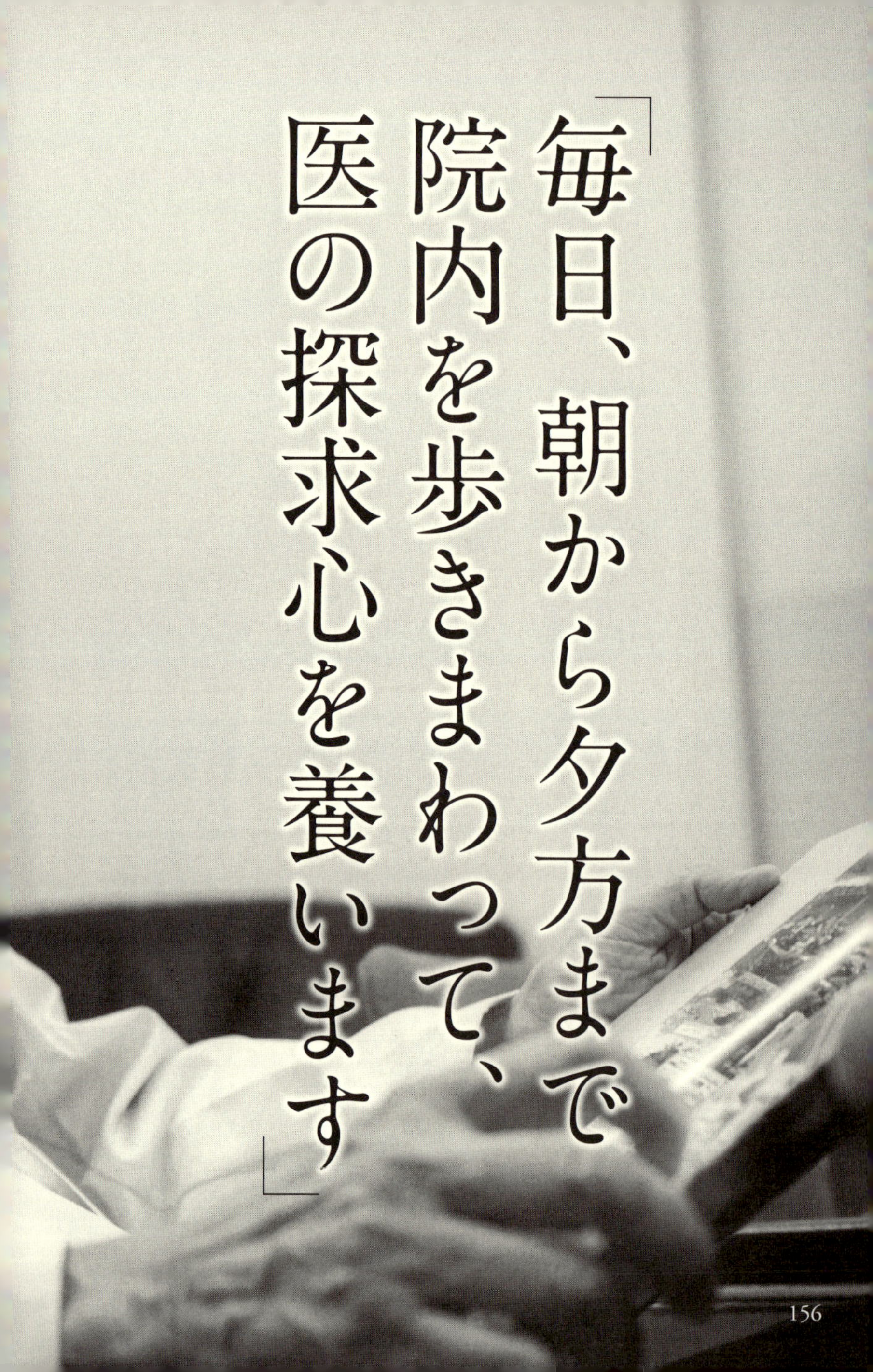

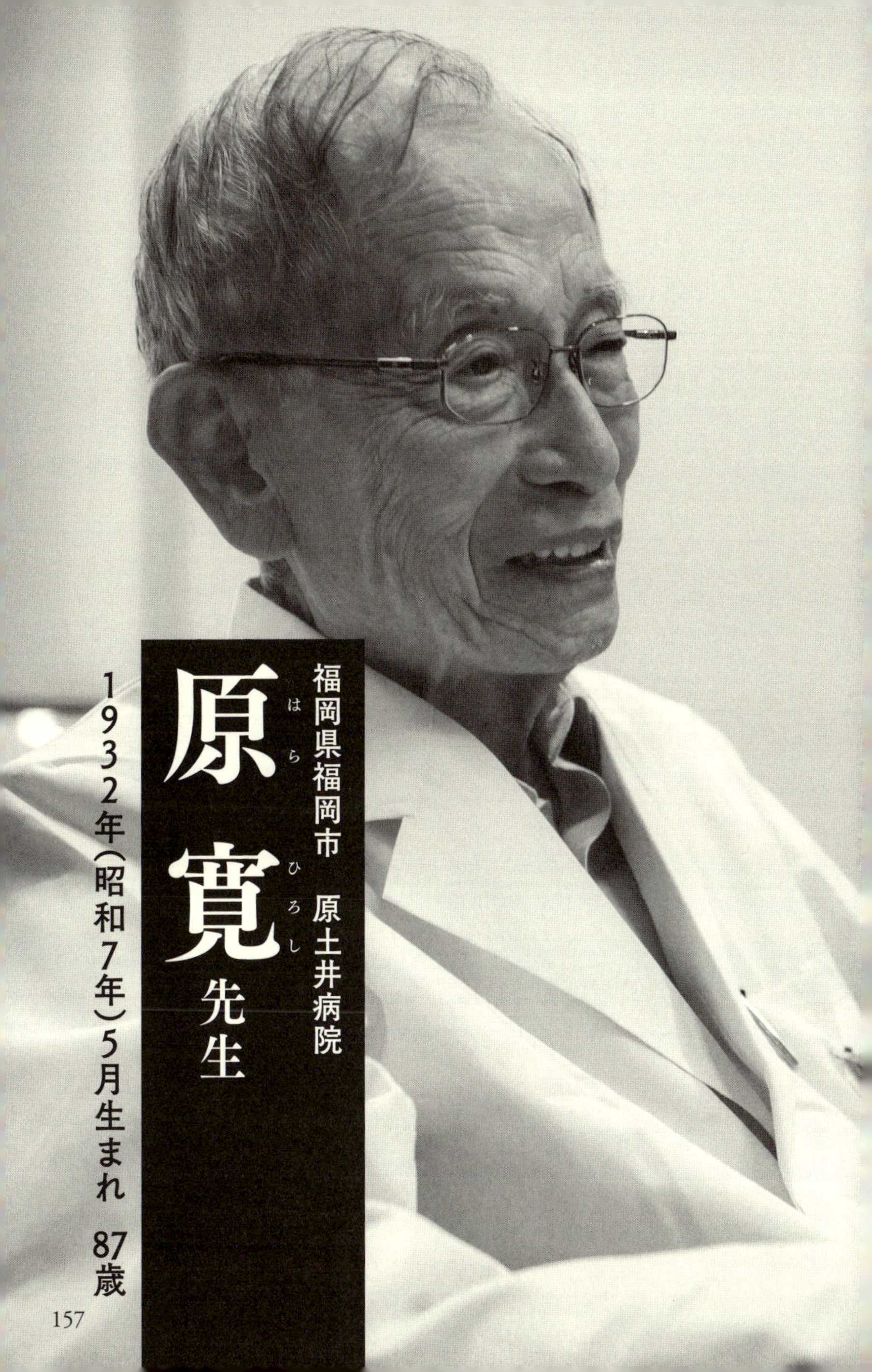

福岡県福岡市　原土井病院

原《はら》　寛《ひろし》先生

1932年（昭和7年）5月生まれ　87歳

4 百年続く医者の家に生まれ、家業を継ぐべく医学部へ

福岡市内の丘の上に立つ大きな原土井病院は、移動するだけでも相当な広さ。理事長の原寛先生は、この広大な病院を日々歩きまわって、筋力と健康を培っています。

生まれは1932年（昭和7年）の5月で、昭和の大事件『五・一五事件』の少し後です。

生家は先祖代々福岡で、医業を生業としてきた家。僕も人生のほとんどを福岡で過ごしてき

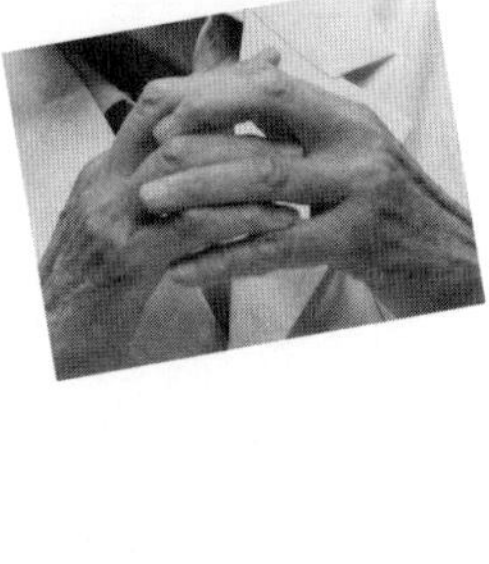

原先生の人生カルテ

1932（昭和7）年 5月
生まれ

1945（昭和20）年
福岡大空襲で自宅が焼失
13歳

1957（昭和32）年
九州大学医学部入学
25歳

ました。

１９４５年（昭和20年）６月の福岡大空襲で家や病院が焼けてしまい、何もなくなりました。それでも郊外に農家が多かったので焼け出された後は農家に間借りして、農業を手伝い１年くらい暮らしました。この頃が原家の一番ピンチだった時代です。

戦後、大学を選ぶときに、医者ばかりの家なので、１人くらいは他の分野の人間がいてもと考えてもみましたが、やはり蛙の子は蛙で、医者しかないと決意を強め、九州大学医学部へ入学しました。その後九州大学病院に勤務し、35歳の時に原土井病院を開業しましたから、もう50年以上経ちますね。

１９６３（昭和38）年 31歳
九州大学医学部卒業。九大精神神経科入局、医学博士号修得

１９６７（昭和42）年 35歳
原土井病院を開業

１９７６（昭和51）年 44歳
原看護専門学校を設立

２０１３（平成25）年 81歳
「博多養生処」を開設
日本慢性期医療協会、全国公私病院連盟などの理事。
（２０１９年現在　87歳）

先祖は日本で初めて解剖書を翻訳。その血筋から今も最新医療を探求!

祖先の「原三信《はらさんしん》」は、約400年前に筑前黒田藩の黒田長政公に仕えた藩医。その後、当主となるものが代々「原三信」を襲名し、15代目まで続きました。

その中の6代目は長崎の出島に留学し、『阿蘭陀外科免状《おらんだげかめんじょう》』を日本で初めてもらいました。日本で初めてオランダの外科医術を施す許可を得た人です。

また西洋の解剖書『レメリン解剖書』の翻訳もしましたが、キリスト教や西洋医学に対する弾圧が過熱していたため、表向きは漢方医学、裏では西洋医学を探求する生活を送っていたようです。杉田玄白が医学書『解体新書』を著する87年前のことで、非公式には日本で最初の解剖書を翻訳したことになります。

その後、13三代目の祖父が、1902年(明治35年)に九州初の私立病院「原三信

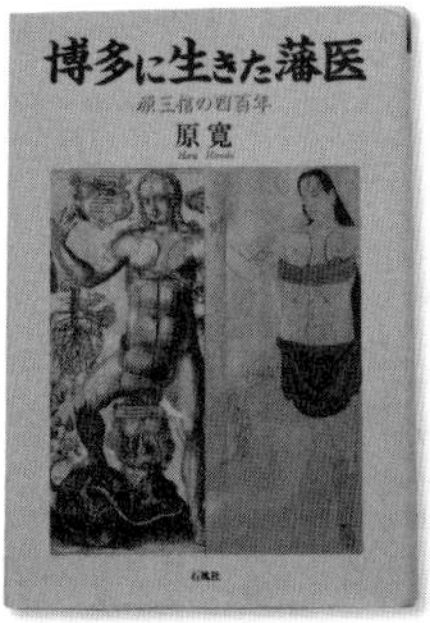

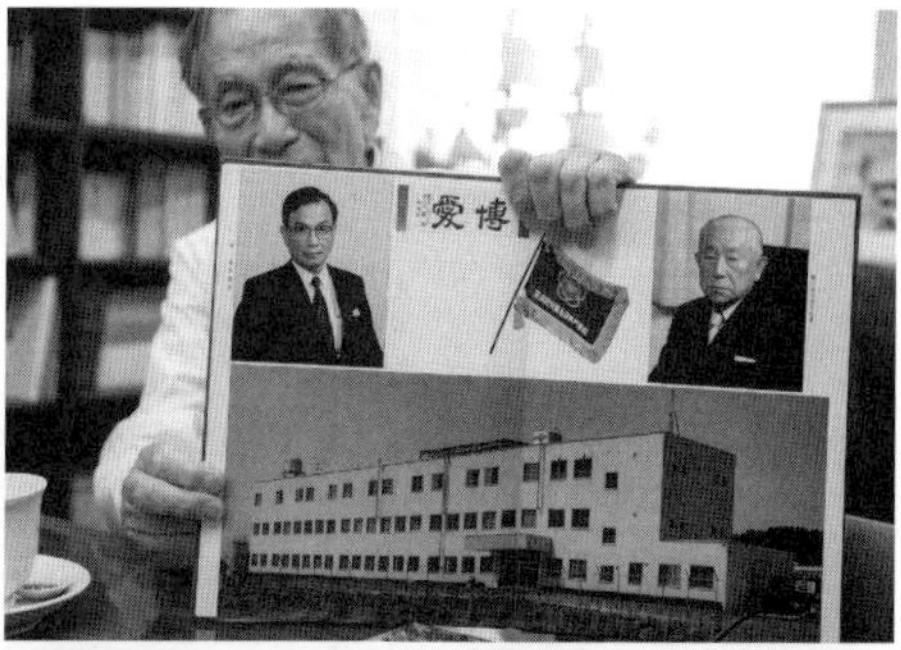

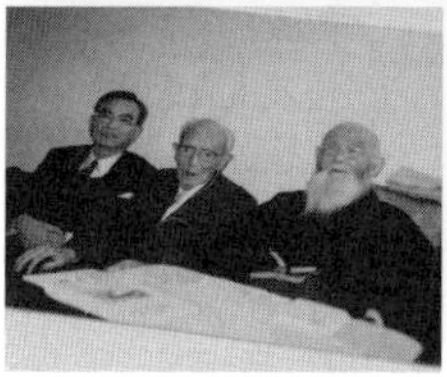

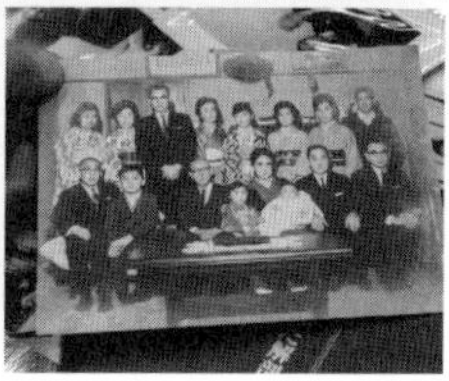

（上右）丘陵地の小さな医院が、総合病院までに成長。先祖代々医学の進歩に貢献。（下左）ひげの人物が志免太郎翁。

病院」を設立し、娘である母は父親を養子として迎えます。

父は1927年（昭和2年）に小児科医院を開業。長兄が父の病院を継ぎ、現在は大甥が「福岡リハビリテーション病院」を営んでいます。次兄も医師となり、福岡で「恵光会原病院」を開きました。

一族の血か、私も人のためになる医療とは何かを、今も探り続ける日々です。

一族で一番の長寿は、伯父の原《はら》志《し》免《め》太《た》郎《ろう》。お灸の研究でも名を馳せ、104歳まで診察をしていました。108歳257日で亡くなりましたが、男性医師として日本一の長寿記録を持っています。

今は同世代の認知症を専門に診療、同時にデイケアなど地域医療に注力

1967年（昭和42年）に、原土井病院は小規模な病院としてスタートしました。最初は病床が33床でしたが、20年後には内科、整形外科なども備える総合病院となり、今では回復期リハビリテーション病棟や療養病棟、緩和ケア病棟なども含めて556床まで増えました。

私の青春時代は戦後で、日本が世界一貧乏な国でした。そして最低の生活から世界で最高に裕福な国になり、平均寿命も、最低から最高にまでなりました。

しかし、全国の高齢者の90%以上が、誰かに頼らないと生活できない。日本の若い人口は減っていますから、面倒をみる人がいなくなる。女性の1割、男性では2割が70歳手前で寝たきりなるというデータもあります。そのまま20年くらい誰かの世話に

なりながら、生きなければならない。そうなっては家族も本人もつらい日々です。
高齢者は人口的にも増えて若年層は減っているから、逆ピラミッド化は必然。それを解決するには、高齢者も元気な状態を維持して働くことです。そこで僕は「元気で100歳まで働きましょう」という、『元気100倶楽部』を作りました。何歳でも加入でき、励まし合うクラブです。

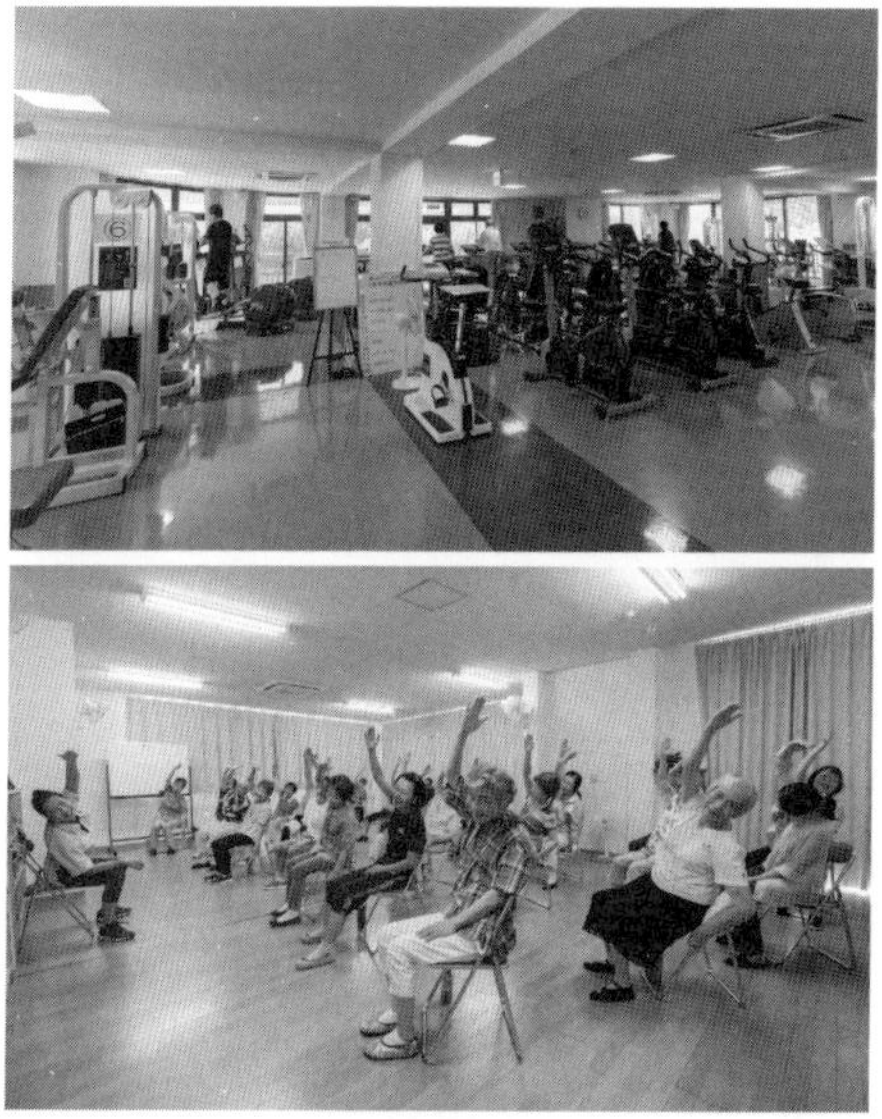

（上）リハビリと健康増進ができるスポーツジムは一般の人の利用も可。（下）週１回行う体操教室は、動きながらも笑顔が絶えない。

今でも設立当初の「博愛」精神はそのまま。得た利益は社会に還元をしたい。その思いと元気な長寿を増やし、地域の健康に貢献したいと、リハビリも行えるスポーツジムや体操教室を設けました。

健康の基本は歩くこと！1日1万歩を目標に歩きます

とにかく体を動かすことをモットーとしています。朝起きたら、すぐに体を動かします。そして寝るまで朝から晩まで動かしています。

朝食前に1000強歩き、昼食前までに院内を巡回して5000歩。その後も歩いて、一日1万歩以上を目指しています。結構達成していますよ。

通勤は電車を利用し、できるだけ車は使いません。エレベーターも使いません。僕がエレベーターを使わないでいたら、職員たちも階段を使うようになりました。僕の姿を見て自然と意識改革が起こり、それで健康維持になっているならば、こんなにうれしい事はありません。

階段を2段ずつ昇りますが、股関節が開くので、筋力アップにつながっています。

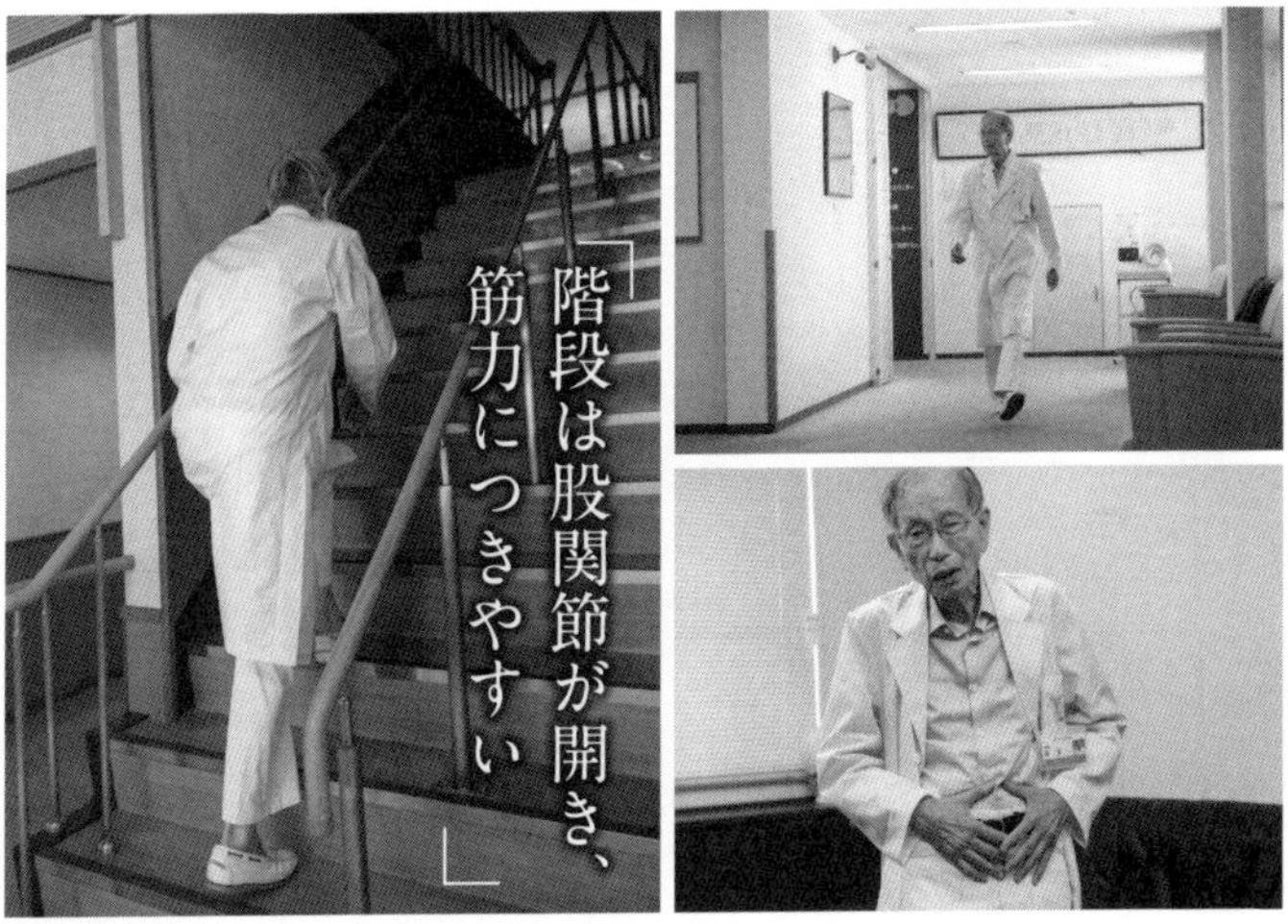

階段は2段ずつ昇り、院内は背筋を伸ばして早歩き。その効果で、20代と変わらない体型をキープ！

病院は新旧の建物が入り組んでつながっていますので、最近のバリアフリーとは違い、古い建物ほど階段の段差が高い。ですから昇降するだけで、結構な運動になるんです。それに僕は歩くのがものすごく早いので、若いスタッフも小走りしながらついて来たりします。

ですから用事があると、待っているよりもこちらから出向くほうが時間の短縮にもなります。「原先生は900人近くのスタッフの長であるにもかかわらず、フットワーク軽く先生に連絡すると〝私が行きますよ〟と自ら動いてくれるので助かります！」と感謝されると、本当にうれしいものです。

趣味でも体を動かします。水泳をしていて、週3回プールを歩いたり泳いだりしています。

こういう生活をしていると、80代でも筋肉はつきます。筋肉がつけば当然代謝も上がり、健康になり若々しさは保てます。

いくつになっても脂肪をつけないで、筋肉をつけることは大切です。今は50kgくらいですが、昔は太っていて体重は70kgくらいありました。本当は20代の頃の55kgくらいが理想ですがやせている分には、太っていた頃と比べても体の調子はいいですし、体が軽いのでよく動けます。体を動かしていると俊敏になるので、転ばなくなるし、脳の働きもよくなって、仕事や執筆なども進みます。

歩数はスマートフォンの万歩計アプリで管理しています。他にカメラとして使って、毎日の食事を残しています。歩いた距離が長ければ達成感があるし、短ければがんばろうと思います。

食事も写真を見れば、足りてないものや食べ過ぎているものなどが一目瞭然です。

肥満やとくに内臓脂肪は万病の大敵なので、気をつけようと思います。腹八分目でやめて、満腹になるまで食べない！これが私の一番の食養生です。

元気で現役でいることは、歳をとっても社会の一員であるという自負が大きくなり、生きがいが生まれます。

そこで地域の高齢の方たちにも、社会参加を促すきっかけをと願って開いたのが、体操教室。社会参加できる場所があれば、人はどんどん元気になります。

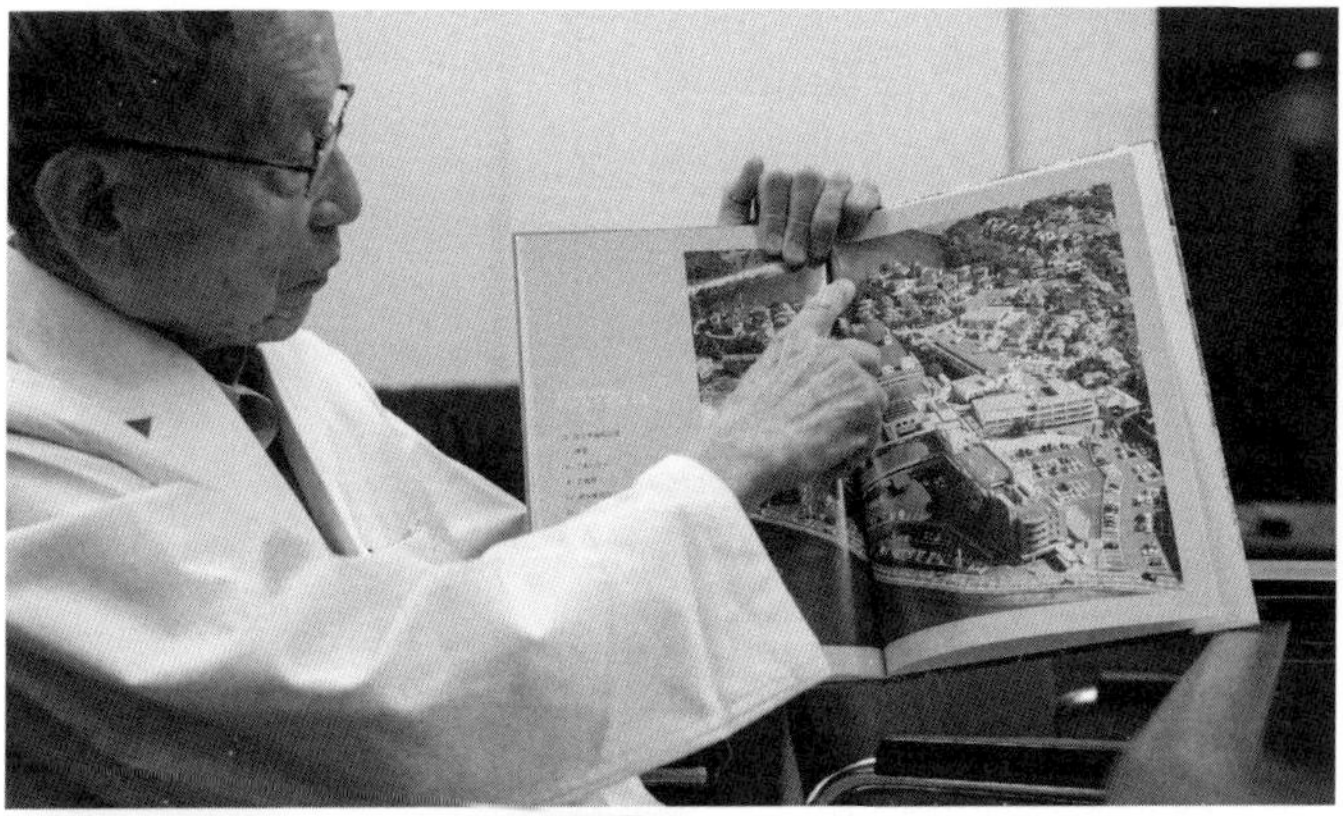

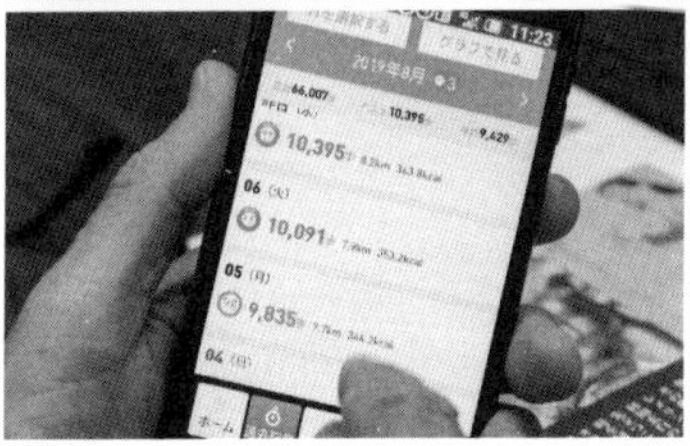

(上) 丘陵地を拓いた病院の敷地はかなりの広さ。建物を端から端まで歩くだけでも、20分くらいはかかります。(下) 朝から縦横無尽に歩いていると、1万歩も難なく達成！

原先生の一日

5：00	起床。その後、電車と徒歩で病院に向かう
6：00	
7：00	朝食 病院で入院患者と同じものを食べる
8：00	事務的な処理や打ち合わせ、 診察は呼ばれたときのみ
9：00	
10：00	
11：00	
11：40	昼食 病院の食堂でとる
12：00	
13：00	院内の巡回や院内での会議、 ボランティア活動などを行なう
14：00	
15：00	
16：00	
17：00	
18：00	帰宅。妻の料理で夕食
19：00	
20：00	
21：00	
22：00	就寝

病院の和朝食で朝からパワーチャージ完了。速足で歩いて院内をまわります。

妻の手料理を楽しむのは、夜だけ。どんなにおいしくても腹八分にします。

一日動きまわるので、あっという間に熟睡です

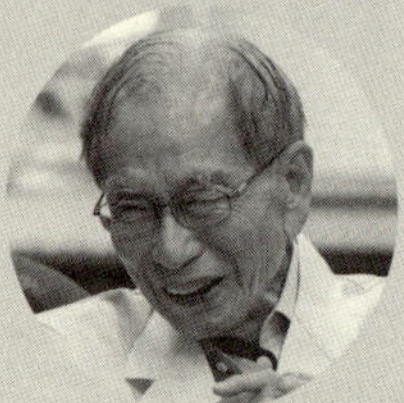

朝昼は病院の食堂、夕食だけ自宅で。いずれも腹八分で野菜はもりもり！

早朝にはもう病院に来ているので、朝食は病院の職員食堂で患者さんと同じ食事を食べます。和食と洋食が選べますが、私は和食派。おかずを中心に食べて、ごはんをひと口程度。それから牛乳を飲みます。

昼食も病院の職員食堂で食べます。病院の運営がスムーズにいくのも、職員の健康があってこそ。食事は重要なので、できるだけ野菜とたんぱく質が摂れるよう、ビュッフェスタイルにして、取り放題です。僕も野菜を山盛りいただきます。料理はでき立てのおいしい状態を食べてほしいので、病院内の調理場で作ります。

夕食は自宅で、2人暮らしの妻が作ったものを食べますが、やっぱり野菜を中心、ごはんは少なめです。野菜をたくさん、たんぱく質をかかさずが食事の基本です。

食

病院の食堂で若いスタッフに負けないくらい、お皿に盛って完食する姿から、胃腸の丈夫さが伝わってきます。家でも同じスタイルです。

朝食

病院で患者さんと同じ和定食

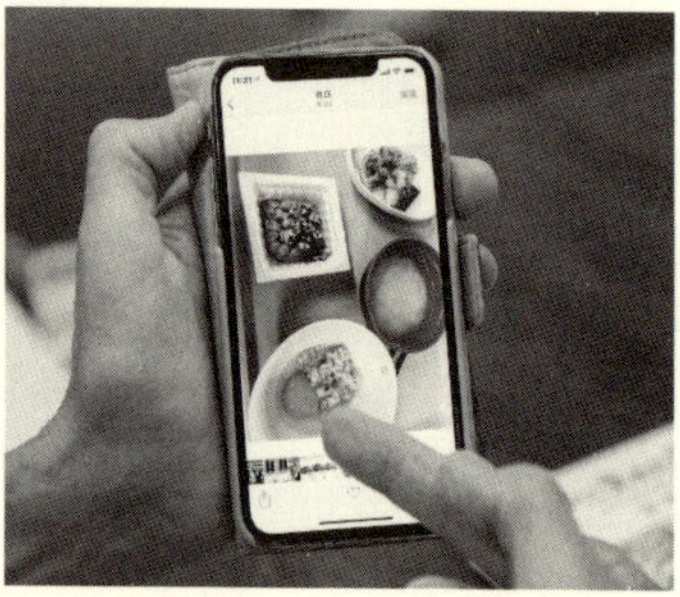

焼き魚に野菜いっぱいのみそ汁、納豆、生卵、のり、これに麦ごはんをひと口が、定番のスタイル。そして筋量や骨量を高めるため牛乳も飲みます。食べたものは、スマホで管理。すぐにわかるので便利です。

夕食

自宅で野菜豊富な食事を

夕食だけは、自宅で妻の手料理をのんびりと食べます。まず野菜から食べます。今では「ベジファースト」がよいといわれていますが、僕は昔から。その後にたんぱく質で、主食はほんの少しだけ食べます。

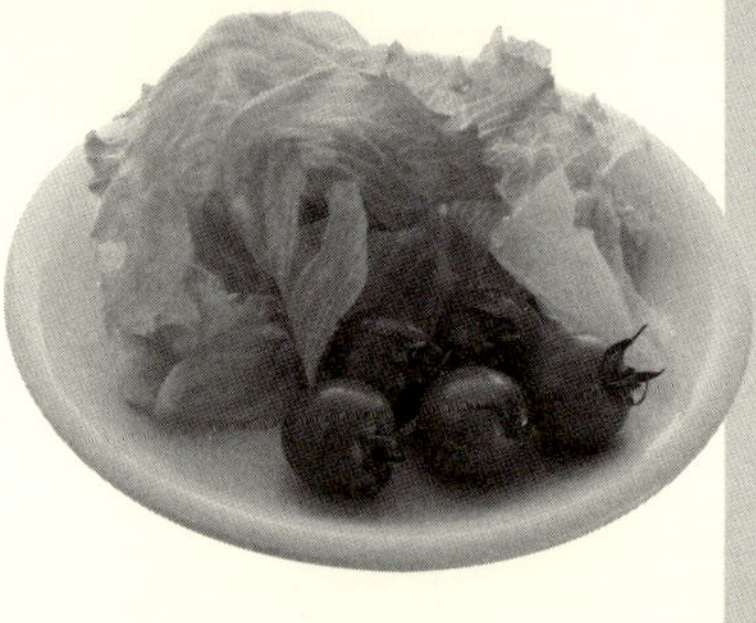

原先生の健歳

昼食

病院のビュッフェ風食堂で、野菜をもりもり!

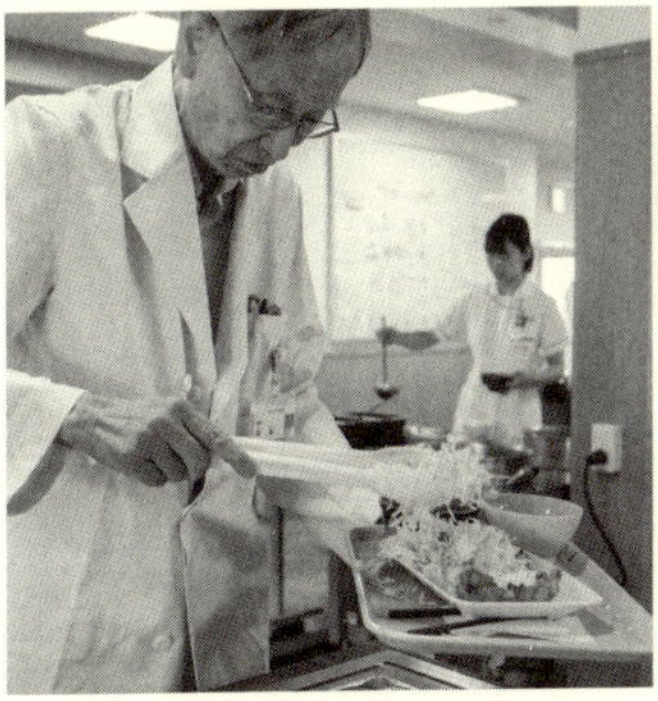

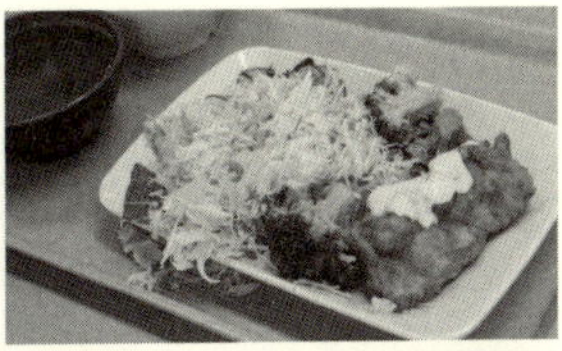

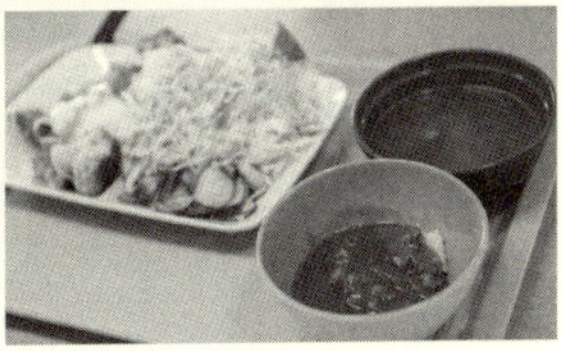

取り放題の病院の職員食堂では、野菜は大盛り、たんぱく質は適量、ごはんは少しだけ。和・洋・中の料理が日替わりで登場するので、楽しみです。カレーも大好物です。

コーヒー

一息つくときにはブラックで

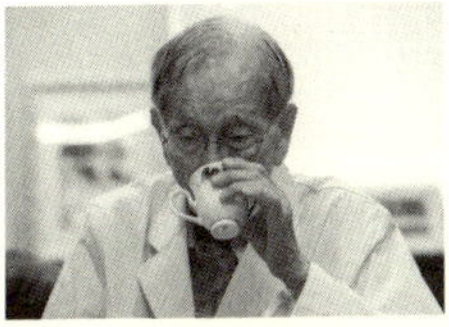

嗜好品としては、コーヒーをよく飲みます。もちろん砂糖を入れないで、糖質オフです。お酒は赤ワインを少々いただく程度で、甘いものはなくてもOKです。

老いる方法

[常に健康長寿を探索]

健康法

**自分なりの健康法を編み出し、
アクティブに実践します。
長寿を増やす活動も盛んです。**

長寿交流

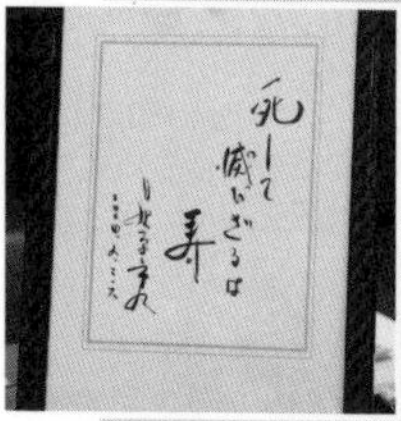
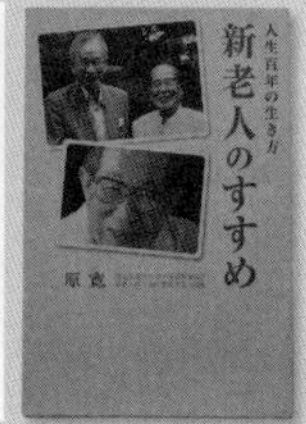

亡くなった日野原先生とは、老人談議でいつも意気投合していました。素敵な憧れの存在です。

うつぶせ寝

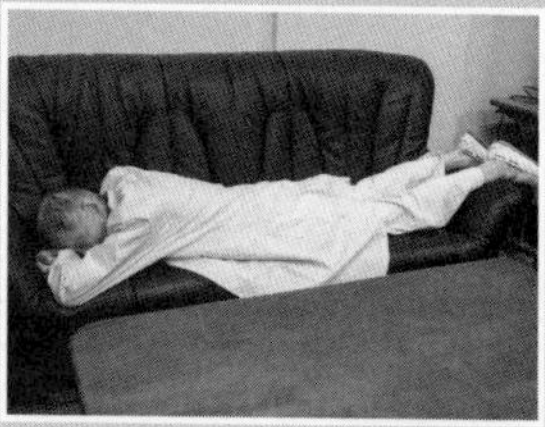

ベッドでこんな風に寝るだけです。翌朝には驚くほど痛みもやわらぎ、足腰が軽くなります。

執筆活動

いろいろなアイデアが今もいっぱい出てくるので、書きとめては本にしています。長寿のヒントが満載。

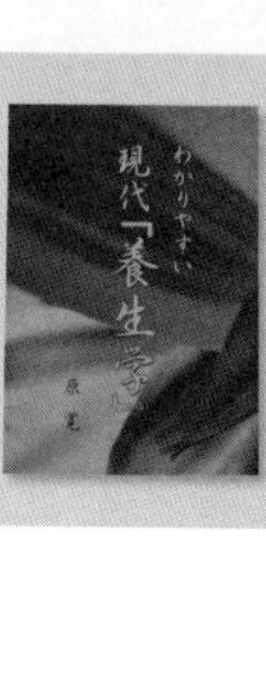

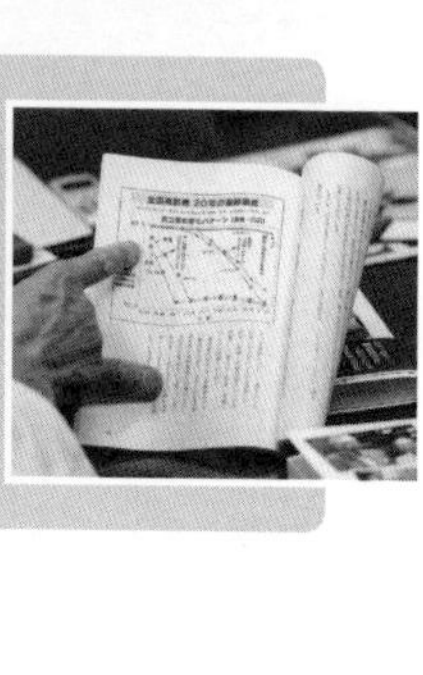

原先生に学ぶ！ 若々しく

一日中動いているので、夜になると足腰に痛みを感じる事があります。そこで考えたのが「うつぶせ寝健康法」。うつぶせになると、腹腔内の臓器による圧迫の影響を、背骨の上に腹部大静脈と大動脈が受けなくなります。そうすると腰や足の血流が促進され、痛みが緩和されます。

それにうつ伏せだと腸が動いてくれるので、腸内環境がよくなり快便になります。よく食べるには、胃腸が快適でないといけませんから。

そしてもうひとつ、僕の若さの秘訣は文章を書いて脳に刺激を与えることです。昔から本はよく読んできましたし、文章を書くのも大好きでした。歴史好きでもあるので、先祖の原三信や貝原益軒の『養生訓』の事を著したり、健康や長寿を促進するような内容の本を出版しています。

そんなご縁で亡くなった聖路加国際病院の日野原重明先生とも親しくしてきました。先生は生涯現役医の目標ですね。

一日中体や脳を動かすから、睡眠障害はいっさいありません、よく眠れるから、翌朝もすぐに活動できるんです。

原寛の大養生訓

一、1日1万歩を目標に歩く

一、エレベーターは使わず、階段利用

一、腹八分で、歳をとっても肥満は厳禁

一、文章を書いて脳に刺激を与える

一、生涯現役で働く長寿でいる

原 寛先生

「よく動いて食べて、働いて、今も、忙しい人生です」

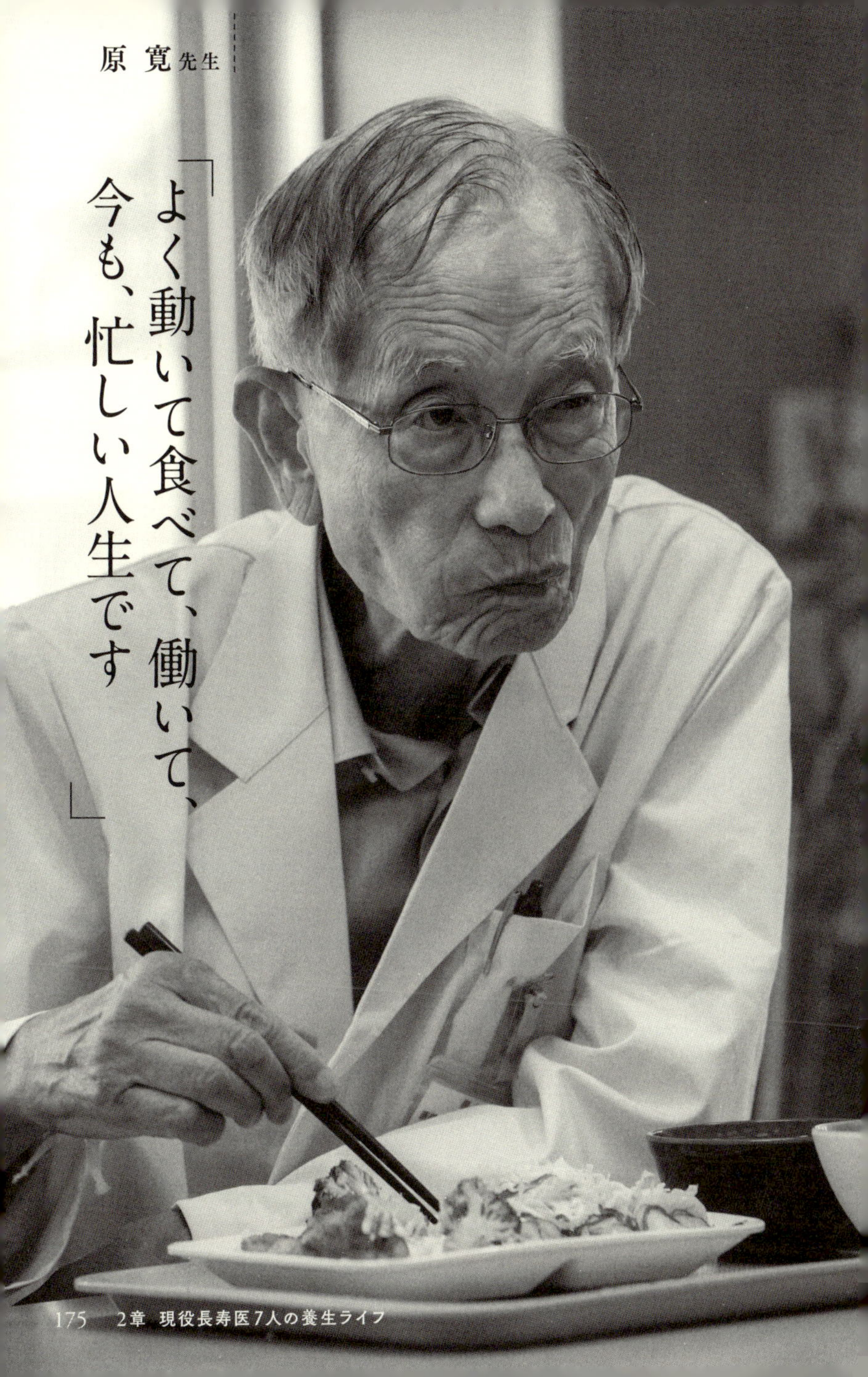

長寿医の生まれた頃ニュース!!

藤巻幹夫先生　92歳

1927年（昭和2年）

- **2月** 大正天皇大喪
- **3月** 青い目の人形来日
- **12月** 兵役法が施行

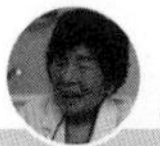

井上清美先生　91歳

1928年（昭和3年）

- **5月** 野口英世死去
- **11月** ラジオ体操開始
- **11月** 昭和天皇即位の礼

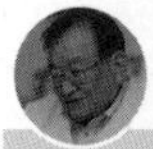

富田精一郎先生　86歳

1933年（昭和8年）

- **9月** 宮沢賢治死去
- **10月** ドイツ国際連合脱退
- **12月** 上皇陛下ご誕生

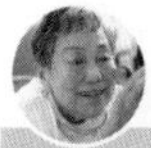

秋武邦子先生　88歳

1931年（昭和6年）

- **8月** 日本初トーキー映画上演
- **9月** 満州事変勃発
- **10月** エジソン死去

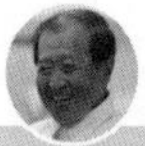

吉松俊一先生　86歳

1933年（昭和8年）

- **1月** ヒトラー、ドイツ首相に
- **2月** 日本、国際連合脱退
- **3月** 昭和三陸地震津波発生

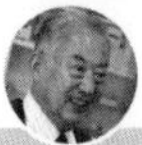

五味茂喜先生　83歳

1936年（昭和11年）

- **1月** 電話119番設置
- **2月** 2・26事件起こる
- **9月** テレビジョン試験放送開始

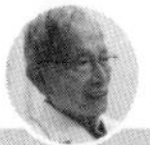

原 寛先生　87歳

1932年（昭和7年）

- **3月** 満州国建国
- **5月** チャップリン来日
- **5月** 5・15事件起こる

3章

絶対にまねしたい！長寿医の養生習慣

7人の長寿医たちには共通した生活習慣がありました。
毎日、継続しているからこそ、養生につながっているのでしょう。
決して特別なことではなく、簡単にまねできるものばかりです。

長寿医の日常生活には健康と長生きのヒントが満載

長寿医のみなさんは時間の使い方が上手で、仕事でのオンとオフの切り替えも見事です。長い医師生活の中では、つらく悲しい思い、どうにもならない悔しさなどを、たくさん経験してきたはずです。その気持ちを引きずらないために、知らず知らずのうちに気持ちのオンとオフをしているのでしょう。

日常生活には、長寿医それぞれに自分なりのルールを設けています。その中には共通のルールも多く、そこにみなさんの健康の秘密と長生きにつながるヒントがあるのではないかと考えました。

「長年続けているんですよ」と語るルールは、とてもシンプルで特別なことはありません。それを続けて何十年という蓄積が、健康の源になっていると思います。それこそが長寿医の養生訓ともいえます。

共通の健康ルールをご紹介します。

①食事は3食、しっかり食べて、たんぱく質は必ず摂取する
②やわらかい食物よりも、かたい食物を自分の歯で噛んで食べる
③血糖値は万病を招くので、気になったらすぐに糖質制限
④体を動かして筋肉をつけ、筋力を落とさない
⑤決まった時間に起きて、決まった時間に寝る

これらは昔の日本人は、敢えて気にしなくても行っていた生活です。ですから80歳以上の長寿医たちにとっては、当たり前の事。ところが便利な世の中になり、飽和状態の食に慣れている現代人には、努力して続けなければ難しいのかもしれません。

健康長寿を目指すなら、長寿医の日常をまねしてみてください。体調が整って、活力がわいてくるはずです。

養生習慣

1

たんぱく質たっぷりの食事を3食きちんと

長寿医のみなさんは、たんぱく質をよく食べます。調理法は意外にもこだわらず、揚げものや洋食なども大好物です。朝食、昼食、夕食に分けてみても、どの食事にもたんぱく質は入っています。もちろん野菜もたっぷりです。

たんぱく質は、体を構成するには欠かせない栄養素で、エネルギー補給や脂肪を燃焼などの働きをします。筋肉、骨、内蔵や血管、皮膚や髪の毛、血液などをつくる、もとになるので、きちんと摂取しなければいけません。

朝食はしっかり食べる派と、朝は軽め派に分かれます。そして和食、洋食それぞれですが、ヨーグルト、牛乳といった乳製品は欠かせません。とくにヨーグルトは長年食べているという長寿医が多く、フルーツを入れたり、きなこやはちみつをかけたりと、食べ方はさまざまです。

夕食のたんぱく質は主菜になることが多く、長寿医がよく口にするたんぱく質食材は肉です。

本当によい牛肉を適量ステーキでという食べ方が多く、ほかにもとんかつや鶏の唐揚げなど、何でもござれです。魚はお刺身が人気で、当然、焼酎やワインと合わせます。

昼食は時間が決められた中で摂るので、手早く食べられるものが多くなります。それでもたんぱく質は必須です。例えばサンドイッチならば卵サンド、うどんならばきつねや月見を選びます。

定番のたんぱく質5選

肉	牛肉や豚肉は、上質の肉で赤身の部位を適量。鶏肉は骨のない部位ならばどこでもOK。
魚介	新鮮ならば白身でも青魚でも。ただしDHAやEPAは脳の働きや健康を促進するので多めに。
卵	完全栄養食といわれる卵に含まれるコリンは、脳を活性化し、新陳代謝を促進する。
納豆	納豆に含まれるナットウキナーゼは、血流をよくして脳や心臓の血栓を予防する。
ヨーグルト	発酵の力で腸内に善玉菌を増やし、腸の働きを促進。血糖値の上昇をゆるやかにする効果も。

養生習慣
2

何でも自分の歯で噛んで食べる

長寿医たちは本数こそ違いますが、自分の歯を温存しています。かたいものもしっかりと噛んで、食事を楽しんでいます。その姿を見ていると、歯が丈夫であることがいかに大切かわかってきます。

そして活舌がよいのも特長。しっかりとした口調で話し、その合間には大きな声で笑ったりもします。歯が丈夫という事は、口元の筋肉も衰えていないということになりそうです。

最近の研究では、歯や口の機能が衰えてくると、ものが食べられないばかりか、全身の健康状態にまで悪影響を及ぼすことがわかってきました。そして老化も促進されて、長寿とはほど遠くなってしまうのです。

歯が丈夫だとよく噛むことになりますが、その時に唾液も多く出しながら食べています。唾液がしっかり出ていると、口腔内の健康が保たれます。

そればかりか噛むという行為は、脳に刺激を与えるので、脳の老化を防ぎ、認知症の発症を予防する効果が期待できます。また栄養素の吸収も高まるので、長寿年齢を延ばす働きもあります。

歯が丈夫だと、魚の小骨なども難なく食べられます。骨を丈夫にするカルシウムを摂取することになるので、骨粗しょう症も予防できます。

よく噛んで健康を維持する食生活のためには、1本でも多く歯を残すことです。それのは毎日しっかりとケアをすることが大切です。

噛む力が弱くなると、顔のしわやたるみの原因にもなりますが、長寿医は年齢不相応なくらい、肌がつやつやしています。その一因は、丈夫な歯にあるのかもしれません。

養生習慣
3

血糖値が気になったら、すぐに糖質オフ！

最近では国民病とまでいわれるようになった糖尿病。糖尿病補備軍の数もどんどん増えています。またダイエットに効果的と、糖質オフを実行している人も少なくありません。

長寿医たちは健康上、これといった異常な数値などはなく、同年代の人と比べても健康そのもの。それでも血糖値が少しでも高くなると、食事制限をして節制をしています。どんなに高齢になってもです。これは糖尿病がいかに怖いかを、長寿医たちが物語っていると思います。

糖尿病になると、いろいろな病気を招きやすくなります。インシュリンの分泌が異常をきたすので、まず胆のう、肝臓、すい臓の機能が低下し、放っておくと腎不全や肝硬変や肝臓がん、すい臓がんを招くことだってあるのです。また血管がもろくなったり感染症もおこしやすくなるので、健康の維持はむずかしくなります。

こういったことから、糖尿病になると長寿年齢は短くなるといいます。長寿医たちはそのことを、肝に銘じているのです。

実際に血糖値を気にしている長寿医は、主食を大幅にカットしたり、夜は食べないというスタイルをとっています。雑穀やそばは食べるけれども、白米はカットしている先生もいます。

いくつになっても、太るということは避けたいので、まず炭水化物を抜いて、体重を良好な状態に維持する努力を惜しみません。

また「本当は甘いものが大好きだけど、血糖値が気になるから我慢しています」という方も、少なくありません。晩酌も、ほとんどの長寿医は、血糖値の上がりにくい焼酎や血糖値ゼロの発泡酒などを堪能して、満足しています。

養生習慣
4

できるだけ歩いて動いて働いて、筋力キープ

長寿医の運動量は、パソコンの前でじっと作業している若い人よりも多いのではないかと思います。それは筋肉が健康を維持するうえで基本になることを知っているからです。

とにかくみなさん、よく歩きます。もっとも、忙しく病院内を行ったり来たりしたり、訪問医療で地域をまわっていれば、意識しないでもあっという間に歩数は増えているのでしょう。

人は年齢とともに筋肉が減って筋力が衰えてきます。そのままにしておくと、骨粗しょう症になったり、転びやすくもなります。転んで骨折などをすればそのまま寝た

きりという事態になることも。

また筋肉は脂肪を燃焼するときに不可欠です。血糖値が高いし、肥満気味だからやせなければ……というときに、筋肉がないといくら食事制限をしても、やせにくいままです。

さらに筋肉は、脳の活性化にもひと役買っています。筋力があると難なく歩けるため、外出する機会も自然と増え、行動範囲が広がります。そうなると社会との関わりも深くなるので、脳は若さをキープできるのです。


筋力アップはいくつからでもできます。80歳を超えても大丈夫です。それにはまず、よく歩くこと。階段を昇り降りするだけでも効果的です。さらに手足に刺激を与えるよう、軽く振ったり動かすだけでも有効。長寿医たちは診察の合間にいすに座りながら、手足を動かしています。

運動に加えて、たんぱく質の多い食事を摂るとより効果は高まります。運動と食事の両面で、筋力をアップしましょう。

養生習慣
5

タイムスケジュールは乱さない

毎日のスケジュールをほとんど変えずに、生活している長寿医がほとんどです。この規則正しさが、体によいリズムを刻み、長寿につながっていると考えます。

起床の時間、食事の時間、診療時間、プライベートを楽しむ時間、そしてゆっくりと就寝。朝に弱かったり、強かったり個人差はありますが、リズムだけは崩さずに日々を送っています。

その中で、やはり長年、同じ時間の診察＝労働時間ということも、体への負担を軽くしているのではないでしょうか。忙しさに緩急があったりすると、肉体疲労が溜まったたままになってしまいます。

また夕食の時間が遅くないのも共通していて、床に入る頃には消化されて、翌朝はまたしっかりと食事を摂れるという、胃腸の流れを作っています。

きちんと消化され、よく働いて、動いた一日の終わりはぐっすり。長寿医のほとんどが「パタンとすぐに眠れます」とのことで、睡眠障害とは無縁であるといいます。朝までぐっすりと寝て、快調に目覚め、また一日働くのです。

高齢者の中には、誘眠剤を飲まないと眠れない人や眠りの浅い人が結構多いものです。やはり眠れるということは、健康に老いる大切な要素なのでしょう。

長寿医は「ストレスや疲れを翌日に残さない」と、みなさん言います。その日の事はその日で忘れるのだそうです。健康な体と心を維持するために、ストレスレスであることは、とても重要です。

これにはみなさんの性格とも無縁ではないと思います。話していても本当に楽しくて、やさしい気持ちになります。そして大らかなので、こちらもゆったりとしてきます。みなさん〝心が優れた〟素敵なご長寿であり、お医者様です。

感謝を込めて

笑顔が素敵で楽しいお医者様でした

私の母は1928年（昭和3年）、父はもっと前で1921年（大正10年）の生まれです。どちらもすでに亡くなっていますが、母はちょうど今回の先生たちと、同じような年代です。ですからお会いした瞬間に、鼻の奥がツーンするような、胸の奥が熱くなるような気持でいっぱいになりました。

ところが話すうちに、みなさんの感覚の若いこと。長寿医と呼ぶのもはばかれるくらい、ウイットに富んだ会話が愉快で笑いっぱなしの取材でした。

長寿医の皆さんの中にはひとり暮らしの方も多く、仕事と家事全般を両立させています。忙しさを理由に何もしない自分が、ちょっと恥ずかしくなったくらいです。

魅力いっぱいの長寿医のみなさまから、歳をとるのも悪くないなあと、還暦も近い身としましては、極上の老い方を教えていただきました。

まだまだお元気なみなさまですから、次には100歳超えの長寿医でお会いできると信じています。

その時まで、私も現役の物書きであれますよう、長寿医のみなさまを見習って日々を過ごします。

高齢者予備軍の方たちが、この本から極上の老い方のヒントを得られたなら幸せです。

荒川典子

＼元気をいただきました！／

長寿医のみなさん、ありがとうございました

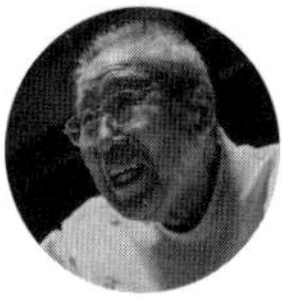
藤巻幹夫先生

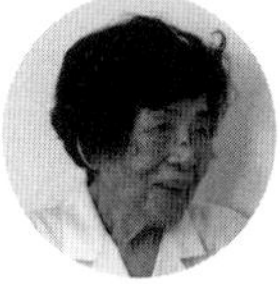
井上清美先生

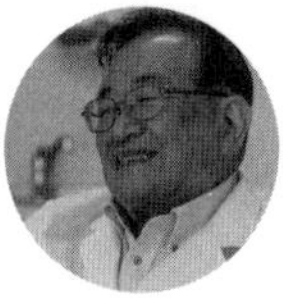
富田精一郎先生

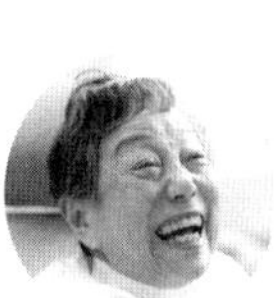
秋武邦子先生

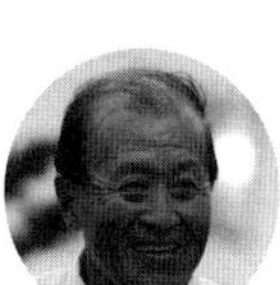
吉松俊一先生

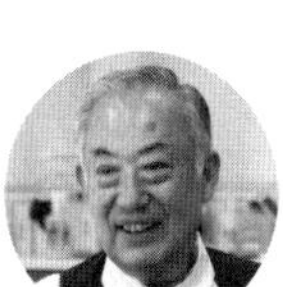
五味茂喜先生

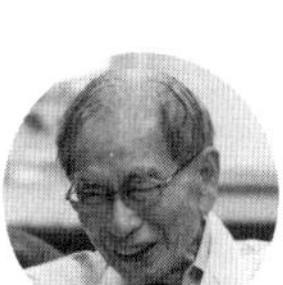
原 寛先生

荒川典子（あらかわ・のりこ）

大学卒業後、商社や広告企画会社などを経て、編集プロダクションに勤務。1996 年から@ AT-MARK を主宰。出版物の企画・編集・執筆、スタイリングなどまで行なう、究極の仕切りたがり。祖母を亡くしたことをきっかけに、長寿関係の取材をライフワークにし、『いつも一緒！100 歳じいちゃんとハナ 孫娘の泣き笑い介護日記』（辰巳出版）などを出版。著書に『百歳の食卓』（廣済堂出版）がある。

現役長寿医に学ぶ 極上の老い方

2019年12月15日　初版第1刷発行

著　者　　荒川典子
発行者　　廣瀬和二
発行所　　辰巳出版株式会社
〒160-0022
東京都新宿区新宿2-15-14 辰巳ビル
電話 03-5360-8956(編集部)
03-5360-8064(販売部)
http://www.TG-NET.co.jp

印刷・製本所　図書印刷株式会社

本書へのご感想をお寄せください。また、内容に関するお問い合わせは、お手紙、FAX(03-5360-8073)、メール(otayori@tatsumi-publishing.co.jp)にて承ります。恐れ入りますが、お電話でのお問い合わせはご遠慮ください。

ISBN 978-4-7778-2403-8 C0047